臨終医は見た！

あの世の七不思議

医学博士
志賀貢

ビジネス社

はじめに

臨終が近づくと、ほとんどの患者さんが自分が天国へ召されることを認識します。それは、多くの患者さんの臨終に立ち会ってきた、私の長い臨床経験から確信を持って言えることです。

交通事故などで一瞬のうちに不幸な死を迎えるような状態では、その意識障害のために死を予感することさえできないかもしれませんが、長患いのあとで死を迎える方はかなりの時間をかけて自分がこの世から姿を消すことを自覚するものなのです。

こうした患者さんが死を受容することは、世界中の多くの学者の研究で報告されていますが、中でもスイス出身の精神科医、キューブラー・ロスの「死を受容する五段階」が有名です。

その学説によると、患者さんは病に侵されたことを嘆き、苦しみ、そして自暴自棄に陥り、やがて諦めの境地に達して死を受容し、天国へ旅立って行くことがよくわかります。

人間の脳は地球上のあらゆる生物の中でもっとも進化していて、その脳細胞の数は約140億個もあり、その知的生命体が自らの生命の灯が消えていくことを認知するわけですから、その哀しみと苦悩は想像に余りあると言わざるを得ません。

これは、人間だけのことではありません。

同じように死に直面したときには動物も突然姿を消すなどの行動を取ることもわかってきています。

5年ほど前、私は溺愛《できあい》していた野良猫を病で失いました。誰が捨てたのか、ある日突然、明らかに飼い猫だとわかる三毛猫が病院の竹林に住み着き、餌《えさ》をねだるようになりました。たいへんに人なつこい猫で、従業員といわず患者といわず、人の姿を見ると足元にまとわりついて愛くるしい仕草を見せるので多くの人が虜になってしまいました。

私もその一人で、「みぃちゃん」と名づけ、可愛がっていました。

竹藪《たけやぶ》を住処《すみか》として、4年ほど経ったころでした。何か毒物を口にしたらしく、急に様態が変わりました。

私もスタッフもなんとか助けようと、患者並みの治療を行ない手を尽くしましたが、様態は衰弱の一途をたどりました。もうだめかという思いで、「みぃちゃん」と呼びかけると、ドアに体をもたれかけさせながら立ち上がり、私のほうを向いて大きな声で「みゃあ！」と鳴き、間もなく息を引き取りました。猫は猫なりに自らの命の最期を感じ取り、永久の別れのあいさつをしたのではないかと思えてなりません。

そして今でもその姿を思い出すと、生命を失うということは人間も他の動物もまったく変わらないことを痛感します。

われわれは日常会話の中で「三途《さんず》の川」という言葉を死の代名詞のように使っています。

「三途の川を渡り損ねた」

「危なく三途の川を渡るところだった」

などという言葉をしばしば耳にすることがあります。

このわれわれ日本人の脳裏にどっかと腰をおろしている「三途の川」という概念は、1000年以上の歴史を持ち、その起源は平安時代にさかのぼるとも言われています。

この「三途の川」こそが、あの世とこの世を隔てる人知を超えた不可思議な領域を表しているのです。

本書では、なぜ日本人が死と「三途の川」を結びつけるのか、またなぜこの文明社会に地獄・極楽という伝説が消えずに脈々と語り継がれているのかなど、われわれの死と生の狭間にある七不思議を考えてみることにしました。

そして、これらの古い伝説が医学的にどんな意味を持って日本社会に受け入れられているのか、そのことについても分析を試みます。

この超高齢化社会の中で臨終という避けられない運命を担ったわれわれの普段の生活に、本書が何かしら胸に響くものをもたらすとすれば、これ以上幸いなことはありません。

あの世の七不思議◉もくじ

はじめに 2

第1章 「三途の川」とお花畑の不思議

行くか戻るか、お花畑は現世との分かれ道 12
万国共通の「お花畑の臨死体験」 16
お花畑はなぜカラーなのか？ 19
幽体離脱を医学的に解明する 21
医学が手助けできるのは三途の川の川岸まで 24
お花畑から生還するための三種の神器—三途の川の新常識❶ 28
最低限度の救命救急の知識を身につけよう 30
孤立した生活を避ける工夫を 31

第2章

意識は消えても、愛の絆は永遠に

60年ぶりの再会　33
「俺たち二人きりになったんだなあ」　38
永遠の旅立ち前に済ませておかねばならないこと　41
母の好きだった歌に酔いしれた兄妹　44
医師が注視する意識障害の分類法　51
意識を司る中枢は、脳のどこか？　54
意識障害の診断に医師が用いる分類法　57
忘れられない、ある作曲家との思い出　61
医療が人を救うことの難しさ　65
病気で意識がなくなる前にしておくべきこと──三途の川の新常識❷　68

第3章 三途の川の岸辺で現れる死の兆候

お小水が出なくなると3日で天国へ—こんな症状が出たら臨終間近❶ 77
尿毒症の危険が迫る 79
多量の喀痰は、夜間の突然死を招く—こんな症状が出たら臨終間近❷ 80
頻発する不整脈は心臓衰弱の証拠—こんな症状が出たら臨終間近❸ 82
チアノーゼが起こると、死が加速する—こんな症状が出たら臨終間近❹ 85
吐血・下血は死の前兆—こんな症状が出たら臨終間近❺ 86
肺炎の併発は死への旅路の幕開け—こんな症状が出たら臨終間近❻ 88
敗血症と40度以上の高熱は赤信号—こんな症状が出たら臨終間近❼ 89
患者さんはいつ死を達観するのか 90
祇園精舎の鐘の音は彼女の胸にどう響くのか 92
若々しい歌声が病棟に響く 96
高校生の声は天国まで届いただろうか 102
愛する人の急変に取り乱す家族たち 104

患者さんが酸素を吸えなくなったら三途の川を渡る寸前 108
どうしても禁煙できなかった患者さんの苦しみ 110
呼吸不全には、こんなにも種類がある 111
川を渡る苦痛から逃れるために――三途の川の新常識❸ 114
生死をさまよう命の限界は、三途の川の岸辺まで 117

第4章 脈々と生き続ける「地獄伝説」の不思議

三途の川伝説は千年も続いている 119
賽の河原ってどんなところ? 120
女は一人では川を渡れない 121
閻魔大王と閻魔帳 123
鬼の存在は道徳観念を高揚するために役立ってきたか 125
仏教の経典に描かれた8つの地獄 127
死者の法要のしきたりの由来 130

法要は医学的に大切なものでもある　132
三途の川の渡り賃は、六文銭では足りない　133

第5章　臨終の体に起こる病理学的変化の不思議

死亡確認は呼吸機能、循環機能、脳中枢機能の働きで判断　138
瞳孔散大は、7~8時間経過すると判定不能に　140
顎と首から始まる死後硬直　141
いつの時代も変わらぬ、あの世までひきずる男と女の恋　142
角膜の混濁と、体温の低下　144
死斑の現れ方　145
田舎でも司法解剖が増えている　147
やがて死後10年に子どもが生まれる時代が来るだろうか　150
企業戦士は、介護で戦死をする危険に晒されている　152

第6章　激変する三途の川の渡り方

在宅死は予想以上に少なくなった　157
地域で見られる在宅死の興味深い傾向　160
在宅の看取りの問題点「介護の主役が家族」　162
ロンググッドバイ　165
徘徊したまま帰れなくなった老女　168
ふるさとは伊豆地方だろうか　171
身元はわかったが幸せな生活は戻らなかった　176
再び奇跡が起こった　181
認知症が激増する時代　183
認知症は自己申告で進行を防ぐ　185
おわりに　——シニア世代が気にする地獄極楽は心次第　187

第1章 「三途の川」とお花畑の不思議

行くか戻るか、お花畑は現世との分かれ道

今年86歳になるおときばあさんは、20年ほど前に今も忘れることのできない不思議な体験をしています。そのころはまだ60代で、北海道のオホーツク海の漁村で、夫婦共働きで朝早くから夜まで働きづめの生活をしていても、まったく健康に不安を覚えたことがありませんでした。

しかし、体に自信があったせいか、健康診断ひとつ受けたことがない彼女の体を、知らず知らずのうちに病魔が蝕《むしば》んでいました。

冬の寒い日でした。この地方では夜間になると気温が10度以上も下がることが多くなり、しばれるという言葉が文字どおり体に実感できるくらい、寒さが体を襲ってくる日が続くようになっていました。

魚の加工場からの帰り道でした。雪道に足を取られながら歩いていると、突然彼女を吐き気が襲い、大量の吐血をしてしまいました。思わず両手で口を押さえましたが、喉《のど》の奥から噴き出してくる血は足元の雪を真っ赤に染めるほどでした。一緒に工場を出た同僚がすぐ救急車の手配をして、工場から20キロ以上も離れた大きな町の病院に彼女を運びました。

そしてただちに手術が始まりました。お腹を開けてみると、胃には大きな穿孔《せんこう》が認められ、止血をするためには胃の3分の2を切除しなければならない状態でした。その他、胆のうや膵臓《すいぞう》にも異常所見があり、手術は開始してから約8時間に及びました。

その長い長い手術の間、麻酔をかけられている彼女は奇妙な体験をしました。

手術が始まってどれくらい経ったころだったでしょうか。いきなり目の前に広々としたお花畑が現れました。うすいピンクや黄色の花が咲き乱れ、その色鮮やかなことはその後も脳裏に刻み込まれているほどです。お花畑に立っていると、前方にかなり大きな川が流れているのが見えました。

「あ、川だ」と思いながらその方向を見つめていると、足がまるで川に引き寄せられるようにして、川へ川へと向かうのです。お花畑の中ほどまで来ると、その花の美しさはいっそう増してきました。

しばらくお花畑を川に向かって歩いていくと、向かいの川を一艘《いっそう》の渡し船が渡っているのが見えました。その渡し船には数人の人が乗っており、手拭いで顔を隠し麦わら帽子を被った船頭がゆっくりと櫓《ろ》をこいでいる姿が見えました。

彼女は足早に川岸へ向かいました。そして川岸に立って船に目を凝らすと、乗客の中に忘れもしない懐かしい顔が見えるではありませんか。

「あぁ、お母さん！」

彼女は思わず声をあげました。その声にお母さんは顔を上げて、自分のほうを見つめています。

「お母さん、私も乗せて。お願い！」

と彼女は母に向かって叫びました。すると母がはっきりとした声で、

「来るんじゃない！　あんたは乗ってはだめ！　帰りなさい！」

それからしばらく親子のやり取りが続きました。娘は乗せてと叫び懇願しました。それに対して母は、必死に手を振って乗ってはいけないと止めます。

船はどんどん岸に近づき、女の足でもまたいで岸から船に乗り移ることが容易な距離に迫っています。もう一度娘が、「お母さん、一緒に……」と腰を屈《かが》めると、母親の声はさらに大きくなり、「来ちゃダメよ！」と叫びました。

そこで彼女は目が覚めました。眼前からは母の乗った船は消え、振り向くとあの美しかったお花畑も消えていました。ただ見えたのは、「手術は無事終わりましたよ」と優しい声で覗《のぞ》き込んでいる看護師の顔でした。

そのとき初めておときばあさんは、手術が成功して無事に助かったということを知りました。

それから20年近く、おときばあさんはすっかり大病を忘れたように、オホーツクの厳しい気候の寒村で生活をしています。

万国共通の「お花畑の臨死体験」

もう一つ、実際にお花畑を見たという体験談をご紹介しましょう。これは、当院に勤めている看護師の坂下待子さんが実際に子どものころ体験した話です。

新潟の田舎で育った彼女が6歳のときでした。

子どもたちが競うように滑り台で遊んでいるとき、背中を後ろから押された弾みで数メートルの高さから地面の上に落下しました。そして頭を強打し意識を失い、病院に搬送《はんそう》されました。

それから数日の間、意識が戻らず生死の間をさまよったと言いますが、彼女は親兄弟が心配をしてベッドを取り巻いている中で、不思議な夢を見ました。

目の前に、黄色とピンク色の花が咲き乱れるお花畑が広がっています。その真ん中に細い道路が一本まっすぐ伸びていました。道路の先には、大きな水の流れが見えました。おそらくそれが三途の川だったのだと思われます。

川岸に誰かが立っていました。そして彼女を手招きしています。その女性にひかれるようにゆっくりとお花畑の中の一本道を歩いていくと、中ごろで彼女は立ち止まりました。そうすると、前方を流れている川の様子がよく見えました。

小さな船が浮かんでいて、それには人が二人乗っていました。その船にはもう一人乗れるくらいの余裕があるのがわかりました。

彼女は自分がその船に乗って川を渡るのかと思いました。川岸に立って、その船の中を見つめていますと、誰かが盛んにおいでおいでと手招きしているではありませんか。それにつられて、もう一歩船に近づこうとすると、背中のほうで彼女の名前を呼ぶ声が聞こえました。大きな声でした。

「戻りなさい。行っちゃダメ！」

母親の声でした。その声に思わず立ち止まって、振り返った瞬間、視界からお花畑が消えていました。そこで彼女は目を覚まし、意識が戻りました。

今でもその6歳のときの記憶が鮮明によみがえると言います。あの川のたもとで自分を手招きしていたのは誰だったのでしょうか。ひょっとして亡くなったおばあちゃんだったのかしら。それとも自分を可愛がってくれていた近所のおばちゃんだったのかしら。

でもそれが誰だったのかはいまだに思い出せません。船に乗っていたもう一人のことも

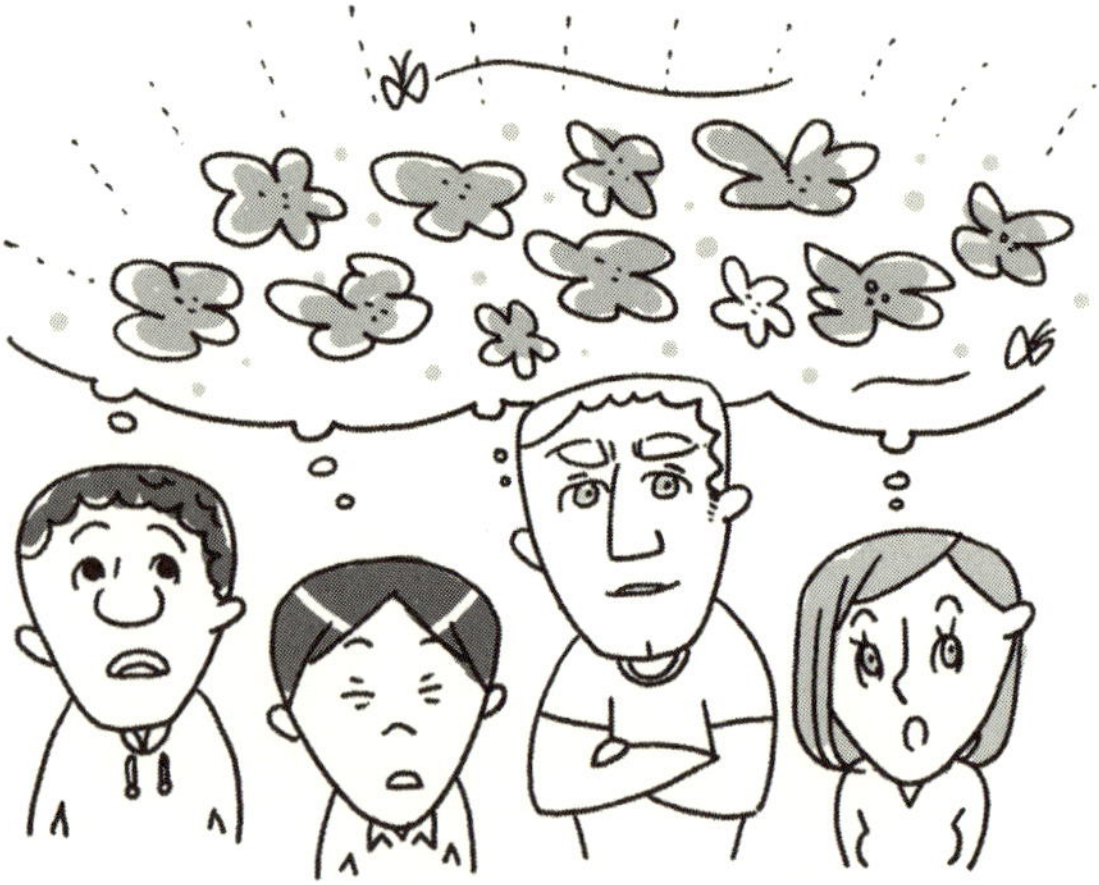

さまざまな人種に共通する「お花畑」

気になります。もしもあの船に自分が乗っていたとすれば、自分はこの世に戻ってこれなかったかもしれない、と思うとぞっとすると彼女は言います。

さて、臨死《りんし》体験のお花畑のことですが、こうした体験は日本人だけではなく、万国共通であるとも言われています。

世界中の人が同じようにお花畑の体験をするということは、人類の脳は同じ構造をもっているということの証明でもあります。しかもそのお花畑は日本人の多くの臨死体験で報告されているように、あたり一面がカラーの花で埋め尽くされているようです。そうした光景も日本人の場合と同じです。

こうした現象は幻覚ではないか、と指摘す

る人もいます。たとえば麻薬などを常習していると薬物の影響でこうしたカラーの夢を見ることもあると言われていますが、臨死体験ではそうしたカラーのお花畑と同じような現象が起きているようです。

手術などで麻酔をかけますと、かけられた人の中には手術をしている医師や他のスタッフの会話などが鮮明にわかる人がいるようです。また、話し声だけでなく、メスが患部を切除していく感触までわかることがあると言います。これを覚醒麻酔と呼んでいます。

こうした手術を受けた人たちが麻酔から覚めたあとに、同じようにお花畑の夢を見ていた、と言う人も少なくないのです。

お花畑は果たしてただの幻覚なのか。それとも外部から大きな刺激を受けたときの頭の異常反応なのか、まだまだ研究の余地はあると思いますが、不思議な現象と言わざるを得ません。

お花畑はなぜカラーなのか?

カラーの夢に関してはいろいろな説があります。従来から言われているのは、たとえば色彩感覚の鋭い人、あるいは絵を描くような仕事の人、あるいは染め物などに携わる人、そうした色彩と深い関係にある人は、よくカラーの夢を見るということです。昔は赤い下着が風に揺られているような夢を見る人は、異常だなどと言われたものですが、今ではそうではないと考えられています。

男女を比較すると、男性が見る夢は白黒で、女性はカラーの夢を見ることが多いとも言われています。脳の中でどのような男女の違いがあるのかはよくわかりませんが、それだけ女性のほうが色に関して敏感な感覚をもっていると言えば、納得できるでしょうか。

もうひとつの説では、カラーの夢は年齢とともに変化すると言われています。60歳を過ぎるとほとんどの人が白黒の夢を見るという説もあります。何か老化と関係があるのかもしれません。

あとは肉体の疲労と関係があるという説もあります。疲労度が高まるたびに、カラーの夢を見る確率が高くなると言われています。

いずれにしても人の脳は、カラーの夢を見ることがあっても決して異常現象ではないということがだんだんわかってきました。

幽体離脱を医学的に解明する

このお花畑の臨死体験と並んで、瀕死《ひんし》の重傷の患者さんの場合には、もうひとつ不思議な現象が起こることがあります。

それは、幽体離脱《ゆうたいりだつ》という現象です。幽体離脱とは簡単に説明すると、自分の体以外に自分の体とはっきりと認識できる物体が、体から離れた部分に存在する現象です。

さて、そのようなことが実際に起こるものなのでしょうか。

これは当院にいるベテラン看護師の雪中さんが、精神科病棟に勤務しているときに実際に体験したことです。

病院はどこも入院患者の高齢化が進み、長患いで入院している場合には、80歳、90歳になる患者さんも珍しくありません。そうした患者さんが、余病を併発し看取りをしなければならない状態に陥ることもあるのです。

雪中さんの同僚が病棟の見回りをしているときでした。ベッドに横たわっている患者さんの体から、まるで甲殻《こうかく》類や昆虫《こんちゅう》が脱皮するように、人間の姿そっくりの物体が空中に浮き上がり、それが静かに壁のほうに移動していき、そのまま壁の中に吸い込まれていったのです。

見回りをしていたスタッフは、頭から冷水を浴びせかけられたようなショックを受け、一時その光景に身動きができなくなりました。ややしばらくして気を取り戻したそのスタッフが、ナースステーションに戻ってその状況を説明すると、他のスタッフたちは患者の様態を見に病室へバラバラと駆け出しました。

そのときは特に異常は見られなかったのですが、それから2時間ほどして患者の様態が急変し、息を引き取りました。

また、こういう例もあります。これも患者さんが実際に体験したことですが、車を運転していて事故に遭《あ》い、車が衝突した瞬間、意識を失いました。彼が意識を取り戻したのは、救急病院のＩＣＵ室でした。

そのとき不思議な体験をしました。路上に横たわっている彼の体から、もう一人の自分が宙に浮くようにして離れていきました。彼の意識は、離れた自分にもしっかりと残されています。宙に浮いた自分が路上に横たわる自分を見ています。横たわる自分の周りには車の破片なのでしょうか、ガラスやタイヤや壊れたヘッドライトなどが転がり、その他識別のつかないようないろいろな車の部品が散乱しています。

宙に浮いている自分は、路上の自分から次第に離れていこうとします。そのとき耳元で誰かが叫びました。

「戻りなさい！　戻りなさい！」

しかし宙に浮いた自分は、その声に逆らうように離れようとしています。もちろんそれが幽体離脱であるということは思いもよりません。戻ろうとする自分と離れようとする自分、その葛藤《かっとう》がしばらく続いたころ、彼ははっと我に返ったと言います。

そして気がついてみれば、ＩＣＵ室の中で点滴や酸素吸入などの治療を受けてベッドに横たわっていたと言います。

さてこの幽体離脱を医学的にどう解明したらよいのでしょうか。

お花畑も幽体離脱も、臨死体験の現象の一つと捉えることができると思われるのですが、幻覚という言葉だけでは片づけられないような気がします。

なぜなら、近年の研究でこの幽体離脱体験は、脳の一部を刺激することによって起こることがある、と指摘されているからです。

脳の前頭葉《ぜんとうよう》の外側で側頭葉《そくとうよう》の上端に角回《かくかい》という領域があります。この部分を刺激すると、幽体離脱の現象が起こることもあると言われています。角回は、人の脳の中で言語と物事を認知する働きと密接な関係があります。

脳の詳細な働きに関しては、これからますます解明されると思いますが、ともかく生死をさまよっている脳の中では、説明したような二つの現象を見ただけでも、依然として解明しきれない現象が起こっていることに改めて驚かされます。

医学が手助けできるのは三途の川の川岸まで

われわれ日本人の頭の中ではあの世という言葉と同時に、三途の川がどっかりと腰を下ろしています。これは子どものころから家庭や社会という環境の中で、長い時間をかけて教え込まれた、一種の刷り込み現象と言えるかもしれませんが、ともかく老若男女を問わず、「三途の川を渡る」という言葉は死を考えるうえで浸透していると考えて間違いないと思われます。

そこで三途の川の構造と仕組みを、少し科学的に分析してみましょう。

お花畑の項目のところでお話したように、命が蘇《よみがえ》る可能性を持っているのは、三途の川の岸辺までです。この岸にたどり着く前に医学的な手当てをすることによって、患者さんは臨終から逃れて再びこの世に戻ってくることができる可能性があります。

しかしこの三途の川を渡るということは、もはや医師の手を離れあとは死の世界ということになります。

三途の川を渡るには、３つの方法があると言われています。

一つは、川にかけられた橋を渡る方法。

もう一つは、川の浅瀬を歩いて渡る方法。

三つめは、川の深いところを泳いで渡る方法です。

ただし、この川の渡り方は、渡る人本人が自分で決めることはできません。現世でのその人の生き方によって渡り方に大きな差がつけられると考えられています。

つまり、生前善を施した人は橋を渡り、軽い罪を犯した人は川の浅瀬を歩いて渡ります。そして、大罪を犯した人は川の深いところを泳いで渡ることになります。

不幸にしてお花畑から戻れずに岸にたどり着くと、そこには老人が二人立っていて、川の渡り賃を請求します。その料金は六文とされています。現代のお金に換算すると、300円くらいになります。

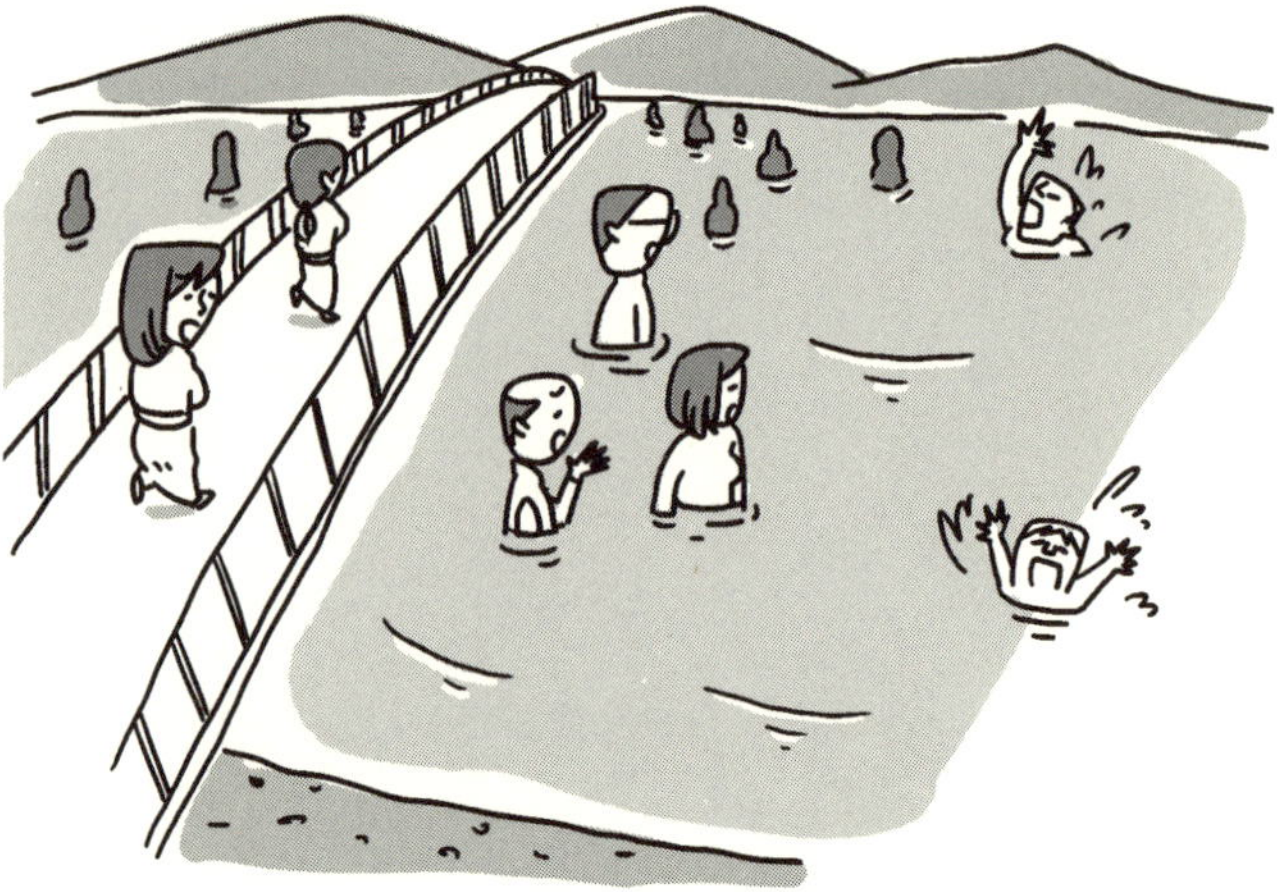

三途の川の３つの渡り方

お金を徴収する老人は、懸衣翁《けんえおう》と奪衣婆《だつえば》と呼ばれています。万が一、六文銭を持っていない場合には、着ている衣服を身ぐるみはがされます。そして、そのはがされた衣服は衣《え》領樹《りょうじゅ》という樹にかけられ、衣服の濡《ぬ》れ具合によって、罪の重さが測られます。

この川の渡り賃については、たいへん興味深い話があります。それは、かつて日本人の心をしっかりと捉えて離さず、人気を博した「釣りバカ日誌」という映画でのワンシーンです。

主役の西田敏行さんが演じる浜ちゃんが、三途の川を渡るときにうっかりしてお金を持ち合わせていませんでした。困り果てた彼は、カードの支払いではダメかと、その渡し役の役人に聞きました。しかしその申し出はただちに却下されて、浜ちゃんは着ている衣服を身ぐるみはぎとられ、川を泳いで渡ることになりました。

見ている限り観客はそのシーンに爆笑したことでしょうけれども、天に召されるためには死んでも金は離さずに身につけていたほうがよさそうです。

こうしていずれかの方法で川を渡ってきた死者は、次は極楽行きか地獄行きかの裁きを受けることになります。しかしたいていの死者はこの世で必ずと言っていいくらい、罪の一つや二つを犯していますから、ほとんど全員がまず地獄に落とされます。そしてさまざまな地獄の中で、長い年月功徳を施して極楽に行くための修業をさせられます。

これが大まかな三途の川の仕組みです。

日本人の心の中で、この三途の川が完成したのは、平安時代のころだろうと言われています。約１０００年以上前から日本人がこの世を去ったあとに向かうであろう、あの世という概念が染《し》みついていたのです。

お花畑から生還するための三種の神器――三途の川の新常識❶

お花畑にいる時間は、生死の間をさまよっている時間と考えることもできます。

ここにいるうちは、また意識を取り戻して現世に戻ることができる時間でもあります。したがってお花畑を病人がさまよっている間に、周りにいる者が最善の手を尽くすと、死者を蘇らせることが十分に可能ということになります。

お花畑から死に向かう病人を助け出すために、これから将来にかけて身の回りにぜひ置いておきたい「三種の神器」があります。

その一つは、ＡＥＤ（自動体外式除細動器）です。

これ一台があれば、突然の心臓発作などでも蘇生させられる可能性が高くなります。現在では、公共の駅や公園、あるいは学校などで設置されているところが多くなりましたが、家庭にも今後はぜひ一台備えておきたい救命救急用の器具の一つです。

操作は非常に簡単になっていますから、使い方を覚えれば、咄嗟《とっさ》のときに家族を救うことができるでしょう。

ただ、購入価格は、まだまだ普及率が高いとは言えず高価で、参考までにその価格を紹介しますと、一台20万円前後です。レンタルで使用することもできますので、販売店と相談することはできると思います。

次は喀痰《かくたん》吸引器です。

高齢者が増えると、食べ物を喉に詰まらせるという、誤嚥《ごえん》による死亡事故が非常に多くなってきます。こうした場合には、よほど救命救急の知識がなければ助けることはできません。そうしたときのために、吸引力の強い吸引器を一台、家庭に設置しておきたいものです。

特に肺疾患などを抱えていて、夜間などに喀痰の分泌が多くなり、しばしば呼吸困難を起こすような場合には、下手をするとそれが原因で窒息死しかねないこともあります。そうした場合、この吸引器は必ず役に立つと思います。

この吸引器の価格は、一台５万円～10万円くらいです。

三つめは、家庭用の酸素吸入器です。

酸素ボンベをいちいち家庭に運び込んで設置するのは大変ですし、また危険でもありますから、できれば介護型の酸素の発生器具（酸素供給機）が一台あれば、呼吸困難などを起こしたときには、緊急処置として役に立ちます。

喘息《ぜんそく》の発作、ＣＯＰＤ（慢性閉塞性肺疾患）、あるいは肺炎などのために酸素吸入が緊急に必要になることがあります。これ一台があれば救うこともできます。

一台の価格は、60万円前後とまだ高額ですが、これもＡＥＤと同じようにレンタルが可能です。また、介護保険を使って在宅で使用することもできます。

最低限度の救命救急の知識を身につけよう

今、述べたような器具が一つもそろっていないときに、家族の中の高齢者が意識を失ったときには、どうすれば助けることができるでしょうか。

まず、呼吸が停止している、あるいは心臓が停止している、ということがわかった場合には、心臓マッサージと人工呼吸法を行なう必要があります。これは、かなりの訓練を行なわなければ、なかなか身につかないと思っている方もいると思いますが、そんなことはありません。

たとえば心臓が止まった場合、胸に両手のひらを当てて、強く何度も圧迫することで心臓の鼓動を再開させることができるものです。

また、人工呼吸法も、鼻を押さえて空気を吸って口からじかに空気を入れる、という方法を身につければ、ただ茫然《ぼうぜん》として様態を見守っていることに比べれば、はるかに救命効果があります。

それでも、たとえばおもちなどの食べ物が喉に詰まったことに気がついて、背中を叩いたり口に手を入れても取れない場合には、家にある掃除機を活用するということも考えておいたほうがよいでしょう。ただ、掃除機の場合には先端部分が鋭利にできていますから、逆に口の中の出血を起こしたりする危険性もあります。吸引用の小さな器具に必ず包帯などを巻きつけて、普段から手の届くところに置くということが役に立つと思われます。

孤立した生活を避ける工夫を

独居生活をしていて心臓発作などで意識を失った場合には、倒れた本人には緊急事態の報告のしようがありませんから、極めて危険な状態に陥ります。

そうは言っても、これからますます高齢化社会が進んでくると、やむを得ず独居生活を強いられる人が増えてくると思われます。そうした場合には、セキュリティ装置をつけて安否《あんぴ》確認をしてもらうことも必要でしょう。

家の中での生活空間、寝室、廊下、台所、トイレ、お風呂などにセンサーを設置して人の動きを感知し、不自然な状態が続いたり、アラームが鳴った場合には、ただちにセキュリティ会社から警備員が駆けつけてくるという装置も開発されています。

しかし、そうしたお金をかけることも大変な場合には、やはり親族とのホットラインが密に取られていることが大切だと思われます。

老人の一人暮らしになった場合には、いざというときのために身元保証人（キーパーソン）は必ず誰かに頼んでおくべきです。そして一日に一回は安否確認をする、という習慣をつけることが大切です。電話やメールでマメに連絡を取り合うことが、身を守るためには大切な手段になると思われます。

こうした最小限度の注意を払うことによって、三途の川の手前のお花畑で生死の間をさまよっているときには、十分に引き返すことが可能になるのです。

第2章

意識は消えても、愛の絆は永遠に

60年ぶりの再会

患者のDさんは、今年76歳になる独居老人でした。長い間生活保護を受けている暮らしが続いていたようでした。

脳梗塞《のうこうそく》の発作を起こしたあとに、右半身に麻痺《まひ》が残り歩行が困難となり、ベッド上で寝たり起きたりの生活が続いていたようでした。

その一人暮らしの生活が災《わざわ》いしたのでしょう。アルコールを浴びるように飲む習慣がすっかり身についてしまい、肝硬変《かんこうへん》を併発し、さらに余病の慢性の腎不全とうっ血性の心不全が発症してしまいました。とても一人で生活することができない状況となって、私の診療所へ入院してきました。

性格の温厚な方で病棟スタッフとの折り合いもよく、ときどき冗談を言ってみんなを笑わせています。

「看護師が俺のところに来るときは、きまって浣腸《かんちょう》か点滴をするときだからなぁ、参っちゃうよ」

「そんなことはないでしょう。おむつ交換のときだって、食事の介助だって、みんな優しくしているじゃないの」

そう言って病棟師長の長坂歩《ながさかあゆみ》が笑顔を返すと、

「いやいや、俺は浣腸と点滴の患者だよ。それにあのベテランの看護師、なんて言ったかなぁ、顔立ちは品がいいんだけど、指の力は男勝りだ。あの指を2本も入れられて摘便《てきべん》されると、いやぁ、痛いのなんの、あれだけはやめてくれないかなぁ」

彼は真顔でそう訴えます。それには師長も口に手を当てて笑いをこらえるのがやっとでした。

なぜなら、そのベテランの看護師は患者の便通がやけに気になるらしくて、患者が3～

4日お通じがないと訴えると、すぐに指を使って摘便《てきべん》を実施するのです。それは患者の間でも有名になっていました。患者の中では彼女のことを「摘便ナース」というあだ名で呼んでいるくらいです。

さてこのDさんの病状ですが、肝臓の状態はかなり病気が進行しており、肝硬変の末期によく起こりがちな肝性脳症を起こしていました。その原因となる血液中のアンモニアの数値が正常値をはるかにオーバーしており、数値を下げるために薬を投与しているのですが、なかなか改善の見込みがありませんでした。すでにときどき、肝性脳症特有の意識障害を起こすことがあります。

師長を捕まえて冗談を言って笑わせるかと思えば、あるときは昏睡《こんすい》状態に陥ったように、体を揺らしても手足をつねっても、まったく反応せずに眠りをむさぼるように寝ていることがあるのです。

こうした意識障害が始まると、予後が極めて悪くなることが多いので、いつ急変するか私も師長をはじめとする病棟のスタッフも、神経をとがらせていました。

「それにしても入院してからひと月経ちますけど、親族の方は誰一人連絡してきませんね」

「そうだなぁ、身寄りはないのかなぁ、最近は生活保護の受給者に独居老人が多いからね。

彼も一人ぼっちなのか、それとも親族との連絡が取れなくなっているのか……」

私と師長は顔を見合わせて首をかしげました。

それからひと月ほど経ったころでした。突然、彼の生活保護の一切の事務処理を行なっている福祉事務所の担当者から、親族が見つかったという連絡が入りました。

担当者の話では、それは60年前に離れ離れになった3つ年下の妹さんだといいます。その知らせに驚いたのは私だけではありません。

「60年ぶりって！　そのときDさんはいくつだったのかしら。あ、今76歳だから、16歳ね。妹さんが3つ年下だから13歳、その年齢だったら、お互いに再会すれば記憶が蘇るかもしれないわねぇ」

師長は肉づきのいい白い顔いっぱいに笑みを浮かべて、いかにも嬉《うれ》しそうに声を弾ませています。

そしてその知らせは、ただちに師長から患者のDさんに伝えられました。しかし妹が見つかったという知らせに、Dさんはほとんど嬉しそうな反応も示さずに、目をつぶって考え込んでしまいました。

「どうしたの、妹さんが見つかったのよ。こんな嬉しいことはないでしょう。13歳と16歳だったら、昔一緒に暮らしたことをしっかり覚えているんでしょう。すぐ連絡を取りましょうよ。Ｄさんだって会ってみたいでしょう？」

目をつぶったままだったＤさんの手を、そう言って師長が握りしめると、

「会いたくない」

とＤさんは小さな声でつぶやくように言いました。

「会いたくない……？」

その言葉に師長は驚きました。

なぜ、年が近くて一緒に遊んだ思い出なども多いに違いない妹さんと会おうとしないのでしょうか。

彼の顔を見つめていても、その気持ちがさっぱりわかりません。その後、なにも言わずに握られた手を振りほどこうともせずに、眠ったようにただ目を閉じている彼の表情を見ていると、師長は悲しくなってくるばかりでした。

「俺たち二人きりになったんだなあ」

妹さんはその3日後に福島から面会にやってきました。73歳にしては若々しく見える女性で、色は白く顔は面長で、すらりとした洋服のよく似合う人でした。

兄と再会できるのがよほど嬉しかったのでしょう。事務の受付にDさんの妹と名乗ったときから、にこにこと満面に笑みをたたえていました。笑うと目元にしわがあるのが気になりましたが、明るいその顔には、現在幸せに暮らしていることを思わせる表情があふれていました。

病室に案内された妹さんは、ベッドに横たわっている患者が兄だとすぐにわかったのでしょう。小走りに駆け寄ると、いきなり兄を抱きしめて肩を震わせて泣きだしました。

そして、

「お兄さん、会いたかった……」

とうわごとのように言って、兄を抱きしめたまま離そうとしません。その姿にDさんは戸惑《とまど》いを隠せません。妹を抱きしめるわけでもなく、ただなすがままにさせているだけです。

この前、師長が「会いたいでしょう」と聞いたときに、目をつぶったまま「会いたくない」と答えたときと同じように、固い表情のままです。

師長は手放しで喜ぼうとしない兄の態度に戸惑いを感じながら、はらはらして見ています。それでもそこは血の通った兄妹です。ややしばらくすると、

「お母さんは元気なのか」

と兄のほうから妹に問いかけました。

妹は首を左右に振って、

「5年前に死んだわよ」

と答え、また声をあげて泣きだしました。

周りの患者は、いったいなにごとが起こったのかと、ベッドから体を起こし、首を伸ばして二人の様子を見ていますが、そんなことにはお構いなしに、妹さんは抱きしめた兄の体から離れようとしません。

「そうか、死んだのか」

兄は目を見開いて、妹の泣きじゃくる横顔を見つめています。母の死を知って、兄の気

持ちが多少変わったようでした。

妹の体をそっと起こすようにして、自分もベッドに座って妹の両手を握りしめています。

「お母さん、最期までお兄ちゃんに会いたい、会いたいと言っていたわよ」

「……」

「でも働きすぎたのよ。もともと血圧が高かったでしょう。職場で、くも膜下出血で倒れてから、意識が完全には戻らずにそのまま亡くなってしまったのよ。それでも私が駆けつけたときはまだ意識が少しあってね、私とお兄ちゃんの名前を何回も何回も呼んでいたわよ」

「そうか、俺の名前を呼んだか」

Dさんの目に涙があふれました。その顔をなでるようにして、頬《ほほ》の涙を手のひらで拭《ふ》きながら、

「お父さんは元気なの？」

と今度は妹が父親のことを尋ねました。

「親父はとっくに死んだよ。お母さんと別れてから、毎日酒浸りで、最後はアル中になって手がつけられなくなり病院に入れたけど。そうだなぁ、もう十三回忌も終わったしなぁ」

「そうだったの。お父さんのほうが早く死んだのね。でもお父さん、私のことは気にしていたのかなぁ」

「そりゃあ、二人しかいない子どもだから気にはしていたと思うけど、親父も俺一人を育てるのに精一杯だったと思う。別れたお母さんやお前のことを気にしている余裕なんかなかったんだと思うよ」

Dさんは目を遠くに投げて、髪が乱れた妹の頭に手をそっと当て、まるで子どもをあやすようにして声を和らげると、

「俺たち二人きりになったんだなぁ。もう少し早く会えればよかった」

と妹の耳元に口を近づけるようにして言いました。

永遠の旅立ち前に済ませておかねばならないこと

二人が再会してから、妹さんが一日おきに診療所にやってきました。その姿を見ていると師長はもう耐えられないという顔で、病室に近づこうともしません。なぜなら、Dさんの命の灯が間もなく消えていくことを予感しているからでした。

「かわいそうで見ていられません。せっかく60年ぶりに会った兄妹なのに、もうすぐ別れが来るなんて、そんなことあの妹さんにいったいどう伝えたらいいのでしょう。先生から説明してもらえますか？」

「うーむ」

師長の問いに、私は腕を組みうなるばかりでした。確かに妹さんに兄の病状を説明するのは気が重い大役です。

しかし、ある日突然、様態が急変しましたと伝えたのでは、二人の様子を見ている限り妹さんのほうも気が動転して倒れてしまうかもしれません。やむを得ません。

私は二人が再会して4日ほど経ったころ、妹さんを診察室に呼び、兄の検査データを説明しながら、包み隠さずに真実を告げました。

私の話に妹さんは小さな声で、

「兄の様子を見ているとわかります。大丈夫です。取り乱したりはいたしません。兄の死はいつでも受け入れる覚悟はできています」

その言葉に私は驚きました。真実を告げたあと、妹さんが錯乱《さくらん》状態に陥るのではないかと覚悟していただけに内心ホッとしたことも事実です。

それから私は予想以上に病状が進行していることを説明し、いつ意識を失う状態に陥るかわからないことを、覚悟しておいてほしいと説明しました。

さすがに妹さんは私の言葉に歯を食いしばるようにして涙をこらえていましたが、最後は話が終わると、「よろしくお願いします」とはっきりした声で答え、丁寧に頭を下げて席を立ちました。

「そんなに物わかりのいい方なんですか」と師長は言って、ため息をつきました。

それから、しばらく目を伏せてなにか考え込んでいたようですが、

「先生」と、突然思い出したように、彼女は私の顔を見つめ、

「Dさん、しばらく個室に入れてあげたいと思うんですけど、無理でしょうか」

「そうか、師長はそう言い出すんじゃないかと思っていたよ。

妹さんは、来るたびにお兄さんを抱きかかえるようにして、甘えているからねぇ。5人部屋じゃ、他の患者の目も気になる。二人っきりにして兄妹の絆《きずな》を確かめ合わせたいと思っているんだろ？」

「えっ、院長わかっていただけるんですか。でもDさん、生活保護だから部屋代は取れませんよ」

「そんなことはわかってるよ。だけど師長の顔を見てると、とても断れない。病院が多少収入の減ることは仕方がないさ。いいよ、すぐ個室に移すように手配しなさい」

師長は満面の笑みを浮かべて、いかにも嬉しそうにして、弾むような足取りで部屋を出て行きました。

母の好きだった歌に酔いしれた兄妹

5月も終わりに近づいたころでした。横浜地方は天候が不順で朝から雨が降ったり止んだり、気温も28度になったかと思えば22度になったりして、入院している患者さんにとっても、体に差し障りがあるような日が続いています。

こんな天候が続いていると、患者さんだけでなく、医療スタッフも気が滅入《めい》るようです。いつものように、スタッフの弾んだ声がナースステーションから聞こえてきません。私も寝つきが悪く、昨夜の不眠を取り戻そうと院長室のソファーで寝転んでいると、師長が部屋に飛び込んできました。

「先生、先生、すぐ来てください。いいもの聴かせます」

「いったい何が起こったんだい」

「いいからすぐ来て。さっ、急いで」

師長に急き立てられるようにして、部屋を出て2階の病室へ彼女に誘われるままに向かうと、個室のほうから歌声が聴こえてきました。

御畳瀬《みませ》見せましょ
浦戸を開けて
月の名所は桂浜
よさこい　よさこい

「うまいねえ、プロの声だよ」

私が驚いて、個室の前で耳を澄ませてドアに顔を寄せていると、

「そうでしょう、すごくいい声ですよね。最後のお兄さんの〝よさこい、よさこい〟の声もさすが兄妹ですよね。よく息が合っているでしょう」

師長も、ドアに耳をくっつけるようにして聴いていています。

言うたちいかんちゃ
おらんくの池にゃ
潮吹く魚が泳ぎより
よさこい　よさこい

よさこい節の歌声は、個室から大部屋のほうにも廊下を渡って聴こえているらしく、歩ける患者が廊下まで出て来て、耳をそばだてているようでした。

「いやあ、いい声だ。今度一回、みんなを集めてリハビリ室で聴かせたいくらいだよ」

「でも、妹さんはお兄さんと一緒に歌っているときが一番幸せそうですから、このままそっとしてあげたいと思うんです。この前見えたときに、少し声を抑えて、遠慮がちに歌っているので、構わないから声を張り上げて歌ってもいいのよと伝えると、妹さんは嬉しそうに笑いながら、『兄は母の思い出といえば、四国の高知生まれの母が台所に立って、よさこい節を口ずさんでいる姿しか記憶に残っていないみたいなので、歌ってあげているんです』と言っていました。歌の力ってすごいですよね。妹さんが、お母さんの好きだった歌を病室で歌うようになってから、あれほど無表情だった顔が、近ごろはいきいきとしてきたんですよ」

私は、師長の話の中の台所に立つという言葉と、妹さんのよさこい節の歌を聴いて、自分の母のことを思い出しました。

母が亡くなってから、十三回忌を終えたほど月日が流れていますが、今でも夢の中に現れる母は、割烹着《かっぽうぎ》とモンペ姿で包丁を持って台所に立つ後ろ姿ばかりです。どうして振り向いて顔を見せてくれないのかと思うのですが、朝の3時ごろから夜の9時過ぎまで働きづめであった母は、後ろ姿しか見せようとしません。

私の実家は、70年以上も続く旅館で、いつも潮騒の音が聴こえているオホーツクの海岸に建っていました。そこで私は、中学2年生まで暮らし、進学のために札幌に出ました。

それからは、母と一緒に暮らすこともなくなったのですが、今でも夢に現れる母の濃紺のモンペの色や、目に染みるような白い割烹着の色が鮮やかに蘇ってきます。母は口八丁手八丁と親類の間でもささやかれるほどの働き者の調理師で、働きづめの人生でしたが、私が学生のころ夏休みに帰省すると、茶の間のラジオから流れてくる、その当時大ヒットしていたペギー葉山さんの『南国土佐を後にして』に耳を傾けながら、

「この歌、いい歌だねぇ。この歌、聴いてると、昔育った実家の暮らしをしみじみと思い出させてくれるので、お母さん好きなの」

と、私に優しい視線を向けたものでした。しかし、夢の中の母は、ただ一生懸命に働いている姿を私に見せるだけでなにも言ってくれません。まるで、だんだん母の歳に近づいてくる私に、その働く姿を見せて、

「死ぬまで白衣を着て頑張れ」

と、戒《いまし》めているようにも見えます。

土佐の高知の
はりまや橋で
坊さんかんざし
買うを見た
よさこい　よさこい

ドアの外で私と師長が耳を澄ませて聴いているのを知ってか知らずか、兄妹は再びよさ

こい節を歌い始めました。最後まで聴き終えると、私たちはそっと足を忍ばせて病室を離れ、ナースステーションに戻りました。

「再会するのが、もう少し早ければなあ、まだ幼かった昔に戻れるのだろうけれど。いやあ、二人の様子を見ていると、たまらなくなってくるよ」

私がふっとため息をもらすと、

「先生の全力を傾けて、一日でも長くお兄さんを生かしてあげてください」

と訴えながら、師長は目元に指を当てました。

それから6カ月、兄妹は仲睦《なかむつ》まじく再会を喜び合っていましたが、神さまは意地悪です。二人の幸せはいつまでも続きませんでした。

ナースステーションは、総力を挙げて彼の看護に当たりました。私も彼が生活保護の受給者であることも忘れて、できる限りの治療を試みたつもりでしたが、お兄さんの命を助けることはできませんでした。

その年のクリスマスが迫るころ、Dさんは妹さんに看取られて天国へ旅立っていきました。兄の亡骸《なきがら》に顔をうずめて、いつまでも泣きじゃくっている姿に、病棟スタッフはもらい泣きをしていました。

長坂師長は、妹さんの体を背中から抱きしめて、まるで少女のような甲高い声で泣きじゃくっています。再会した妹さんや病棟スタッフに見送られて、お兄さんはさぞかし幸せに天国に召されていったに違いありません。

しかし私には、ある疑問が残りました。妹さんの所在がわかったとき、なぜ彼は妹に会いたくないと言ったのでしょうか。彼のその気持ちは最後までわかりませんでした。

あるいは両親が別れたとき、兄のDさんは母に引き取られた妹を羨《うらや》んで、その気持ちが何十年もの間、妹との間のわだかまりになっていたのかもしれません。

いずれにしても、親兄妹は同じDNAで結ばれているのですから、縁が切れるはずがありません。もう少し早くに兄妹が再会する機会があれば、すでに亡くなっている両親もどんなに喜んだかと思うと、残念でなりませんでした。

兄妹が他人の師長まで巻き込んで泣きじゃくっている姿を見ていると、人は一人では生きていけないとよく言われますが、人は一人では天国へ召されていくこともできないと、つくづく思うのでした。

医師が注視する意識障害の分類法

交通事故や病気などで病院に運ばれると、

「意識があるのか」

「かなり意識が混濁《こんだく》しています」

あるいは、

「意識がまったくありません」

というような会話が医療スタッフの間で飛び交うものです。

それくらい、意識の有無は患者の生死を判断するうえでも、もっとも重要な項目になっています。

意識が完全に失われると、ただちに蘇生を行なわなければ、秒単位で全身状態が急変しかねないのです。意識のない患者が運び込まれると、病院の救急外来や手術室では、部屋の中に緊張がピーンと張りつめます。

また、病棟でも同じように長患いの患者さんが意識障害に陥ることがありますが、その場合にも患者さんの意識を回復させるために、ナースステーションが慌ただしくなり、戦場と化すことがあります。

こうした場合の意識障害は、通常次ページの上の表のように分類されています。

これらの程度は現在では、ジャパンコーマスケール（JCS）という測定法で判別することができます。これは3―3―9度方式という別名でも親しまれ、患者さんの意識レベルをみるために汎用《はんよう》されています。

その分類は、刺激をしなくても覚醒している状態をグレード1とし、刺激で覚醒する状態をグレード2、刺激をしてもまったく覚醒しないものをグレード3として分けて判定します。

多少専門的になりますが、この分類をもう少し詳しく、医療の現場で実際にどう活用されているかを紹介してみますと、次のような表の下をもとに判定されています。

意識障害の分類

意識清明	これは意識がはっきりしている状態のことを言います。
傾眠	この段階では意識レベルは睡眠に傾き、外見上いつも目をつぶって眠たそうに見えることが多くなってきます。
昏迷	この段階では外部からの強い刺激を与えると覚醒し、刺激がなくなるとまた眠りにつくことが多くなります。
半昏睡	極めて強い刺激に対してだけ反応しますが、それ以外では意識は消失しています。
昏睡	この状態に陥ると、意識がまったく消失してしまいます。

意識障害のレベル

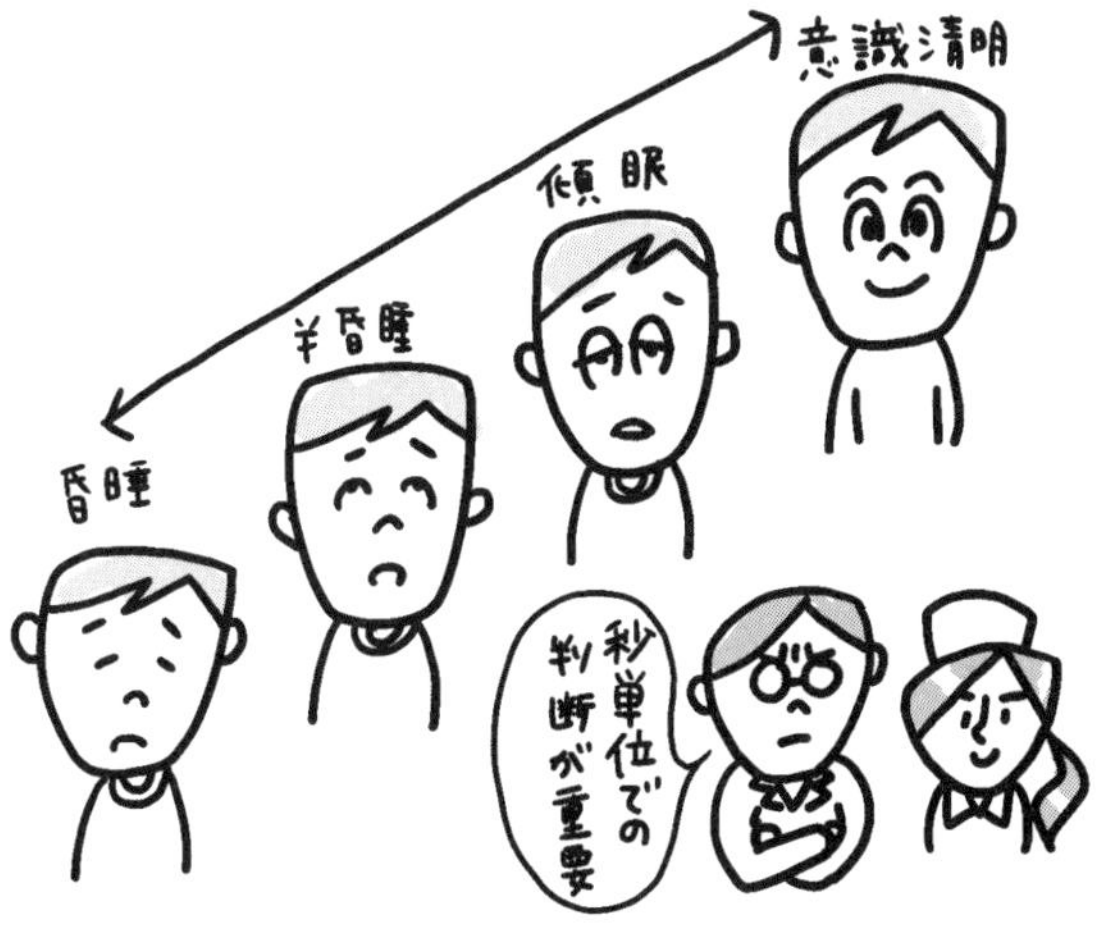

意識を司る中枢は、脳のどこか？

さて、われわれの意識は脳のどの部分でコントロールされているのか、少し考えてみることにしましょう。

脳は大きく、大脳、間脳、中脳、小脳、延髄《えんずい》に分けられます。

大脳の表面は大脳皮質《ひしつ》と呼ばれていて、記憶をはじめとして、知的生命体のもっとも重要な働きを司っている部分です。

大脳の下の奥まったところにある間脳には、視床や視床下部と呼ばれる部分が存在し、生命を維持するために重要な働きをしています。

それらの部分は、聴覚や食欲、性欲、体温調節など、生物が生きていくために重要な働きを担っていることがわかっています。

その下にある中脳は、視覚を司っていて眼球運動や体の平衡感覚、さらには聴覚にも重要な働きをしている部分です。

小脳は体の知覚や随意筋運動の調節、その他運動機能の調節という働きをしています。

3-3-9 度分類（Japan coma scale）

Grade I **刺激しないでも覚醒している**	1. 一見、意識清明のようではあるが、今一つどこかぼんやりしていて、意識清明とはいえない 2. 見当識障害（時、場所、人）がある 3. 名前、生年月日が言えない
Grade II **刺激で覚醒する**	10. 普通の呼びかけで容易に開眼する 20. 大きな声または体を揺さぶることにより開眼する 30. 痛み刺激を加えつつ、呼びかけを繰り返すとかろうじて開眼する
Grade III **刺激しても覚醒しない**	100. 痛み刺激を払いのけるような動作をする 200. 痛み刺激で少し手足を動かしたり、顔をしかめたりする 300. 痛み刺激に反応しない

延髄は脊髄《せきずい》につながる部分で、ちょうど首の後ろ側に存在し、呼吸器や心臓などの働きをコントロールする中枢が存在し、さらに自律神経系の中枢があります。この部分が損傷すると、生命はたちまち危機に晒されることになります。

この脳の部分のうち、中脳から延髄の部分を脳幹《のうかん》と呼んでいます。さらに間脳を含める場合もあります。脳幹にはわれわれの意識に関係している、網様体《もうようたい》という組織が存在しています。

この網様体という組織は脳幹全体に広く分布していて、生命の中枢的な機能維持のための働きを担っています。主な働きは、呼吸や血圧を調節し、その他、意識に深い関係がある覚醒や睡眠の調節を行なっています。したがってこの部分が損傷すると、ただちに意識障害が発生し、また、生命に重大な危機が訪れます。

体の内部や外部から集まってきた多くの信号は、網様体がキャッチし、その刺激を視床などの組織を通して、大脳皮質に伝達します。その結果、大脳皮質が最終的な覚醒をコントロールすることになります。

したがってわれわれの意識は、大脳皮質とそれに重要な影響を及ぼしている、脳幹の網様体の働きによって成り立っていると考えられるわけです。

以上、簡単に覚醒について説明してみましたが、知的生命体の脳の働きは極めて精密かつ複雑に構成されています。

進化を続けるコンピューターでも、脳の機能を超えることはおそらく不可能と思われるくらいの精密機械をわれわれは所有しているわけですから、脳の健康に対しては平素から意識障害などが発生しないように気をつけたいものです。

意識障害の診断に医師が用いる分類法

今、説明をした意識障害は体の内臓の病的な変化で起こってきます。その意識障害を起こしている原因がどこにあるかを見極めることは、病気の診断治療上極めて大切なことです。

実際に現場で患者さんの意識レベルを確認するために、臨床医はどのような方法を用いているか具体的に示してみましょう。

臨床医は意識障害の原因を一つも見逃すまいと、ＡＩＵＥＯＴＩＰＳ（アイウエオチップス）という判別法で確認していきます。少々専門的になりますが、臨床の現場で実際どのような診察方法が行なわれているか参考までに述べてみます。

次ページの表のように、意識障害の患者さんを診る場合には、臨床医は一見膨大《ぼうだい》とも思われる疾患《しっかん》の有無を瞬時に判断できるように、医学生のころからトレーニングを繰り返していきます。

E	**脳症** (Encephalopathy)	またこの脳症の中には、高血圧性脳症、脳炎、髄膜炎、ヘルペス脳炎なども含まれます。 臨床医はEという頭文字を思い浮かべたときには、これらの疾患の有無を同時に判別するように日ごろから訓練されているものです。
O	**低酸素血症** (Oxygen) **薬物中毒** (Opiate)	低酸素血症という言葉を思い浮かべたときには、肺炎、気管支喘息、気胸、心不全、心疾患、肺血栓塞栓症、肺挫傷などを頭にしっかりと記憶しておくことが大切になります。
T	**頭部外傷** (Trauma) **高・低体温** (Temperature)	頭部外傷を脳裏に思い浮かべたときには、脳挫傷、くも膜下出血、急性硬膜下血腫や硬膜外血腫、慢性硬膜下血腫などを判断する病名として思い起こさなければなりません。 さらに熱中症や偶発性低体温症のことも思い浮かべるようにします。
I	**感染症** (Infection)	意識障害に大きな影響を及ぼす、髄膜炎や敗血症、脳腫瘍、呼吸器感染症などがすぐ頭に思い浮かぶようにします。
P	**精神疾患** (Psychiatric)	重度の精神疾患になると、意識障害を伴うことがあります。そうした影響によって意識障害が発生していないかを見極めなければなりません。
S	**脳血管障害** (Stroke) **ショック** (Shock) **けいれん** (Seizure) **失神** (Syncope) **てんかん** (Seisure)	昏睡状態にある患者さんを診た場合に、医師が真っ先に思い浮かべる疾患の一つです。特に昨今は脳梗塞や脳出血、あるいはくも膜下出血などで病院に運び込まれる患者さんが少なくありませんから、昏睡状態が続いている患者さんを診た場合には、医師はただちに脳に重大な疾患があるかないか判断しなければなりません。

A	**アルコール** (Alcohol)	アルコール中毒などで、しばしば意識障害を発生することは、よく知られているとおりです。まず救急室に患者さんが運び込まれたときに、その原因にアルコールが関与していないかどうか、それを見落とさないために、頭の中で臨床医はアルコールのAという頭文字を思い起こします。
I	**低血糖** (Insulin)	糖尿病の治療で、インシュリンを投与している患者さんは低血糖を起こすことがあります。人体の血糖値は通常、空腹時に70～120㎎／dℓに保たれているものなのですが、これが70㎎／dℓ以下に低下すると低血糖状態を起こし、意識を消失します。 もう少し専門的に記述しますと、糖尿病性ケトアシドーシスや糖尿病性昏睡、さらに高浸透圧高血糖症候群のいずれかを原因として、患者さんの昏睡が発生しているかを見極めなければなりません。
U	**尿毒症** (Uremia)	腎臓の働きが極端に低下して、体外に排泄されるべき老廃物が体の中に蓄積されるようになると、その弊害によって意識障害が発生することがあります。 今、患者さんの意識を奪っている原因が、その腎臓の急性腎不全に基づくものかどうかを判別しなければなりません。
E	**脳症** (Encephalopathy)	代表的なものとして、肝臓が悪いときなどにしばしば発生しがちな肝性脳症があります。肝硬変が重症化しますと、肝細胞の働きが低下し、体外に排泄されるべきアンモニアが血液中に逆流し、これが脳細胞にも大きな影響を及ぼして、肝性脳症と呼ばれる昏睡状態に陥ることがあります。 肝性脳症では、意識障害と同時に羽ばたき振戦と呼ばれる特異な症状が現れてくることがあります。これはまるで鳥が羽を細かく羽ばたかせるように、手足が絶えず震えている状態のことを指します。こういう状態が続くと、肝臓の働きが相当侵されていて、肝不全の状態に陥っていることが予測されます。

最初はなかなか疾患名が頭に浮かばないものですが、研鑽《けんさん》を積み重ね経験豊かな医師になると、そう苦にもならずにこの「AIUEOTIPS（アイウエオチップス）」を頭に思い浮かべることができるようになります。そうなるためには、少なくとも10〜15年の研鑽が必要かもしれません。

それに医学は日進月歩の目覚ましいスピードで進歩を続けています。毎日のように世界中から新しい医学情報が飛び込んできます。したがってわれわれ医師は、生涯現役で勉強を続け、新しい知識を身につけなければ、現代の医療には対応できません。医師が普段どのようなことを考えて、患者と向き合っているかを判断するうえの一助にしていただければ幸いです。

なお、この「AIUEOTIPS」は実際に医師が当直をする場合に活用されているものので、当直医が肌身離さず持っていて活躍しているガイドブック『当直医マニュアル』（医歯薬出版株式会社）の中から抜粋して紹介しました。

忘れられない、ある作曲家との思い出

肝臓病による昏睡《こんすい》の話になると、私にとっては忘れることのできないある思い出があります。

私がまだ大学の放射線科の医局にいたころの話です。あるとき、日本の歌謡界で一世を風靡した作曲家の方が入院してきました。その当時で、私よりも30歳は年上だったと思います。

私が当直の夜に、その作曲家は私の出身地はどこかと尋ねたことがあります。北海道です、と答えると、目を輝かせて、

「え、先生、道産子《どさんこ》なの？」

と親しげな眼差しを私に向けました。

そのやり取りがあってから、彼とは心が通うようになりました。

作曲家の先生も、今の十勝《とかち》の幕別《まくべつ》町の出身だと知りました。私の郷里は知床半島の羅臼《らうす》町で、先生のふるさととはかなり距離が離れていますが、同じ北海道生まれということで、

先生も私に他の医局員以上に親しみを持ったのかもしれません。

先生が多くの有名な歌手の歌を作曲していることは知っていましたが、具体的に曲名までは知りませんでした。

しかし医局の先輩たちの話を聞いているうちに、私はその先生の才能と、作曲されたメロディの美しさに、心を奪われるようになってきました。

病院を舞台に撮影された『愛染かつら』の主題歌の「旅の夜風」は古い歌ですが、まだ30歳そこそこだった私にも口ずさむことができるくらい、よく知っていました。

実を言うと、その映画に出てくる名優の上原謙さんが演じる医師と、看護師の役を演じた田中絹代さんの演技に魅せられて、医師という職業に憧れたものでした。

それくらい「旅の夜風」という歌には惹《ひ》かれました。

また、先生は終戦直後に大流行した「リンゴの唄」の作曲もしており、美空ひばりさんの「悲しき口笛」、島倉千代子さんの「この世の花」、それに高峰三枝子さんの「別れのタンゴ」「情熱のルムバ」などは、10代のころから家にあったレコードで聴いて覚えていました。いずれも大ヒット曲です。

こうした音楽が私の耳に残っているのは、中学2年まで知床《しれとこ》で暮らし、実家の旅館で同居していた役場勤めの叔父からマンドリンの手ほどきを受け、たいていの歌謡曲が譜面を見ずに弾けるようになっていた、ということも影響しているのかもしれません。

入院してきた作曲家のことを知れば知るほど、私の胸はときめき、病室を覗くときは先生に会うのが嬉しくて、思わず笑みがこぼれたものでした。

まだ私は新米のぺーぺーの医者でしたが、夜、私が病室に顔を出すと、先生は、

「今日の当直は先生なの？」

と視線を向け、私がうなずくと、

「じゃあ今夜は安心だな」

と小さくうなずき、目をつぶるのが常でした。

先生はお互いに北海道出身ということで、私の腕を過信してくれたのかもしれません。

先生は肝臓に病気を抱えており、医局の医師たちの診断では余命数カ月と言われていました。私もレントゲン写真などをシャウカステンに並べて先輩と一緒に検討したものですが、当時の医学では先生の病気を治すことはとても難しいことでした。

肝臓病が進行してくると、さまざまな余病が出てきます。一番患者本人を苦しめるのは、腹水《ふくすい》の貯留と食道静脈瘤《じょうみゃくりゅう》などの出血の危険です。腹水が大量に貯まってくると、全身倦怠《けんたい》

感や食欲不振などが強く現れるようになってきますし、やがて浮腫《ふしゅ》が全身に及ぶようになってきます。そうなると、睡眠障害が発生するようになり、さらにターミナルステージが近づくと、前述した傾眠状態や昏睡に陥ることが多くなるものなのです。

もちろん医局では、そうした経過を予測して、あらゆる予防的な治療を行なっていましたが、刻々と悪化していく先生の様態には私のような新米の医師も胸が痛みました。

病室では先生が、最後のお弟子さんだと言っていた若い女性が看病に当たっていましたが、先生の作曲に対する熱意は少しも衰えることなく、

「もう一度いい曲をつくって、レコード大賞を取ってみせますよ」

と真顔で話していたものです。

それにしてもこれほど高名な先生のところに、あまりにも見舞客が少ないことが気になってその事情を聞いてみますと、先生はたいへん心が豊かで優しい方で、

「お嬢はね、今舞台が忙しくてね、ここに顔を見せるどころではないんだよ」

そう言って、ひばりさんのことを逆に気遣っていました。

先生の作曲に対する情熱とは裏腹に、日一日と病状は悪化する一方でしたが、その仕事に対する執念《しゅうねん》だけは最後まで失われることがありませんでした。

医療が人を救うことの難しさ

しかし、病魔は決して寛大ではありませんでした。やがて先生は意識障害を頻発するようになり、昏睡状態に陥って眠るような状態が何日も何日も続き、静かに天国へ召されていきました。

最後まで肝臓病を治す特効薬も治療法も見当たらず、旅立っていく先生の姿を見ていて、われわれ医局員はあれほど無念さを覚えたことはありませんでした。

もう先生が亡くなってから50年近い歳月が流れていますが、その先生の脳裏《のうり》から湧き出てきた名曲の数々は、未だに消えることはありません。ラジオの深夜放送などで、戦前戦後の名曲の数々を聞いていると、先生が天国へ旅立つまでもち続けたモチベーション（意欲）のすごさと才能の豊かさに感服するばかりです。

人生の先輩として、忘れることのできない宝のような思い出ですが、先生がおつくりになった名曲の数々に、私と同様に心を慰められて頬を濡らしている方が多いのではないかと思います。

男は先生のようにありたいと、つくづく思います。この世に生まれてきたからには、何か一つ後世にまで名が残るような仕事をやり遂げなければならないと思います。

その先生の名は、万城目正《まんじょうめただし》さんです。もし、深夜放送などで霧島昇さんとコロムビアローズがデュエットで歌う「旅の夜風」をお聴きになることがありましたら、古きよき時代の、愛が充満した、当時の病院の情景を思い出してみてください。

それにしても肝臓病は、今も昔も厄介な病気であることに違いありません。その後どういうわけかご縁のある出版界の知人も、肝臓病が原因で亡くなってしまいました。

もちろん医者の端くれの私にも病気の相談が持ち込まれたこともたくさんありますが、悲しいかな、沈黙の臓器と言われる肝臓の病と闘うのは、現代の医療でも困難を極めるのです。

肝臓を病から守る方法は、治療ではなく予防です。肝臓の健康法はいろいろ報じられていますが、とにかく肝臓の特性をよく知って、養生すること以外にありません。

昔から「食事をしたら牛になれ」だとか、あるいは「酒を飲んだら横になれ」とかよく言われてきていますが、今でもこの言い伝えは肝臓の特性を的確につかんでいるといえます。

肝血流量といいますが、肝臓を流れる血液の量は安静にしているときと仕事をしているときでは、倍以上も流れが変わるのです。

したがって、疲れたときには体を横にして肝血流量を豊かにし、肝臓の働きを助け、なおかつ栄養を十分に肝臓の隅々まで行き渡らせるということに尽きます。

あの当時、もう少し私の腕がよければ万城目先生の肝臓のためにもアドバイスができたかもしれません。今となっては残念で仕方がありません。

それにしても縁とは不思議なものです。先生が亡くなられて何十年か経ったころ、ふとしたご縁で、私が美空ひばりさんの歌を作詞することになりました。

万城目先生が、私の大好きな一曲である「悲しき口笛」をおつくりになったときから、約40年を経て「美幌峠《びほろとうげ》」という詞を書きました。先生がご存命なら、笑いながら手直しをしてくれたかもしれません。

大切な人はいつまでもそばにいてくれないものです。大作曲家であった先生の面影を偲《しの》ぶと、人生の儚《はかな》さと医療が人を救うことの難しさを痛感します。

病気で意識がなくなる前にしておくべきこと——三途の川の新常識❷

今ご紹介したような意識障害の状態に襲われると、本人も、また親類縁者も大きな悲しみに包まれることは言うまでもありません。

こうした意識障害の状態に陥らないように、平素から年相応に健康に気をつけたいものです。そのためのポイントをいくつか挙げてみましょう。

（1）今や〝一病息災〟の時代

昔から、健康で長生きするためには、病気が一つもなく、医者にもかからず薬も飲まず生活すること、つまり無病息災が最高の生活だと思われてきました。

しかし、ここまで高齢化が進んでくると、80歳、90歳になっても持病が一つもない、ということはむしろ奇跡に近い状態だと言えるかもしれません。確かに100歳まで長生きした人たちに聞いてみますと、その歳になるまで医者に一度もかかったことがない、風邪《かぜ》を引いたこともない、という方がいることも事実ですが、それは極めて幸運に恵まれた人だと言わざるを得ません。

統計では、人は1年に6～7回風邪をひく、と言われています。風邪を引き起こす病原体の細菌やウイルスが無数にあるわけですから、その環境の中で100年間も風邪を引かない、というのは本当に奇跡だと思われます。

一病息災《いちびょうそくさい》という言葉は今までよく使われてきました。つまり、病気を一つくらいもっていて、ときどき医者にかかり健康に注意しているほうが長生きする、という意味です。

よく自分は医者にはまったくかからないほどの健康体だと豪語している人が、ある日突然、職場や自宅で脳卒中の発作を起こして、あっという間に他界するという例もあります。

この場合などは平素から血圧が高いことに気づかずに、薬も飲まず、血圧を測定することもせずに放置したために起きた悲劇だと思われます。

それに比べて、ときどき病院で血圧を測ってもらったり、あるいは血圧の薬を普段からマメに飲んでいる人のほうが、脳卒中の発作を起こさずに済む、ということを教えている言葉とも言えます。

しかし今や、一病どころか二病息災の時代に入ってきたと言わざるを得ません。

たとえば、80歳の声を聞いた方は、腰痛、骨粗鬆症《こつそしょうしょう》、神経痛などの外科的な疾患、それと高血圧、狭心症《きょうしん》、糖尿病などのいわゆる生活習慣病の2種類の病気を抱えて、病院通いをしている人も少なくないのです。

しかし、だからといって自分は体が弱いと悲観することはありません。むしろ、ときどき整形外科の先生にストレッチの方法や、上手な歩行の方法、あるいは腰痛体操の指導を受けたり、また内科医に月に1度か2度、血圧や心電図で成人病の状態を確かめ、薬を服用している、ということのほうが長生きできそうな気がしてきました。

つまりこれからは、二病息災の時代だと思い、持病があることにくよくよせず、自分で自分の体のコントロールをしていくことを身につけるべきだと思われます。

(2) すべての病は口から入る

これは医学格言のひとつです。病気の多くは、口から体内に入ってくることが多い、という食生活などの戒めの言葉でもあります。実際に、胃潰瘍《いかいよう》などはヘリコバクターピロリ菌という細菌が胃に入ることが原因で発生することがわかっています。

また近年特に多くなったと、テレビや雑誌などが報じている、お腹に激痛を起こすアニサキス症も、刺身などの生ものに寄生しているアニサキスが体内に入ることによって発症すると考えられています。

そのほか食中毒なども口からの細菌による感染症です。こうして見てくると確かに格言のとおり、多くの病は口から入ると言えるかもしれません。

それと食塩の摂りすぎ、これもまた大病を起こす原因の一つになる、と考えられています。

日本人の食塩の摂取量は、外国人に比べるとまだまだ非常に多いとされています。

日本人は魚介類《ぎょかいるい》をよく食べますし、カリウムが多く含まれる野菜も多く摂りますから、そのカリウムと拮抗させるため、知らず知らずに食塩の摂取量が多少多くなる傾向は避けられません。それにしても塩分を摂りすぎて、口に入れた瞬間にそのあまりの塩辛さに驚くような食品を毎日食べていると、胃には大きな負担になり、やがてがんの発生につながる、と考える学者もいます。

食塩の摂りすぎは胃の粘膜《ねんまく》を知らず知らずのうちに傷つけることになり、やがてその弱った粘膜にピロリ菌などが侵入し、さらに痛めつけられた粘膜にがんが発生する、ということを予測させる研究も多くなってきています。

「癌《がん》」という字を分解して考えてみましょう。この文字は、日本では乳房のあたりが岩のように固くなる、ということをイメージしてつくられた文字だと考えられています。

ドイツの場合には、がんのことをクレブスと言いますが、これはカニの甲羅《こうら》を意味します。岩と同じように乳房が固く凝縮してしまう、という状態を想像させる文字には違いありません。

この「癌」という文字は、われわれの食生活に注意を促すために、参考になる文字の形をしていると思われます。

この文字を分解すると、やまいだれと品物の品、それに山、という3つの部分に分かれます。つまり、品物（食べ物）が山ほど口から入り続けること、特に食塩などが大量に口に入り込むこと、それが原因となって、やがてがんができる、というふうに考えられないこともないのです。

われわれは、人生を90年近く生きて終えるまでに、食道や胃や腸を酷使し続けているような気がします。したがって三度三度の食物の摂取に心配りをすることで、健康に差が生じます。

病は口から入る、というこの格言を頭の片隅に置いて、食生活に気をつけたいものです。昏睡を招くような生活習慣病は、本人の平素からいかにして健康維持に気を配っているか、という心がけでずいぶん変わってくるのです。

(3) ストレスのはけ口を暴飲暴食に求めてはいけない

入院してくる患者さんを見ていると、年若くして肝臓の持病を抱えた方がなんと多いことかと驚かされることが多くなりました。

たとえば、50歳そこそこで肝機能の状態を示す総ビリルビンの値、GOT、GPTなどの数値、さらにはALP（アルカリフォスファターゼ）、γ-GTP、さらに血小板の極端な減少、貧血、γ-グロブリンの増加、低蛋白《たんぱく》血症、そして血中アンモニアの上昇など、どうみても年齢に相応しくないほど、肝臓の機能が低下している方にお目にかかることが、しばしばあります。

付き添ってきた方などに入院する前の患者さんの生活を尋ねてみると、離婚やリストラなどをきっかけとして、急に普段の生活が荒れ始めた、という事情を知る場合があります。つまり、寂しさや不安という環境に追い込まれてそのストレスから脱出するために酒に頼る、あるいはタバコに頼る、という生活が中には20年以上も続いているという人もいるのです。

原因がはっきりしているだけに、そばにいる親類縁者も、なかなかその荒れた生活に注意を促すこともできず、顔を曇《くも》らせているうちに、やがて肝臓病を発病するようになり、病院に運び込まれたときには、肝臓の機能がすでに取り返しのつかない状態にまで低下してしまっていることも少なくありません。

（4）昏睡を起こす四大疾患には注意しよう

すでに「AIUEOTIPS」で説明しましたが、昏睡を起こす数々の病気の中で、平素もっとも家庭や職場で注意しなければならない病気は、肝疾患、糖尿病、脳卒中、心臓病の4つだと思います。

まず肝疾患ですが、末期になると血液中に増加したアンモニアなどの影響によって、意識障害を起こし、昏睡状態に陥ることは今述べたとおりです。その他、もう少し平素の生活に注意を払っていれば、昏睡状態に陥らずに済んだのに、と残念に思われる病気もあります。

その一つは糖尿病性の昏睡です。糖尿病が進行すると意識障害を伴うことが多く、特に低血糖を起こした場合には、その意識の回復に四苦八苦することがあります。

やはり普段から食事療法、あるいは薬やインシュリンで血糖値をコントロールしておくべきだと思います。

次は、脳疾患による昏睡です。

代表的な昏睡は、くも膜下出血、脳梗塞、脳出血ですが、いずれも高血圧と動脈硬化が大きな原因となっている場合があります。人類は将来、これ以上寿命が延びてきますと、最後は動脈硬化との闘いになると想像されます。

血管は水道のホースと同じように、ぼろぼろになると、生命を維持することができなくなります。この体中に巡らされている血管というホースを、いかにして若々しく丈夫なものにして保つかということがこれから先、人類と病気との最大の闘いになると思われます。

しかしこの脳疾患も平素から降圧剤や動脈硬化を防ぐ薬などを服用し、また食生活に注意をすることによって相当な個人差が発生してくるのです。

次は、生活習慣病の中でも、もう一つ人類を悩ませている心臓疾患です。

よく虚血《きょけつ》性心疾患という名前で呼ばれていますが、狭心症や心筋梗塞などの、心臓に栄養を送っている冠動脈の老化による病も脳疾患と同じく人類を悩ませる大きな病気の一つです。

しかし、この心臓疾患も今では外科的に治す、という技術が目覚ましい進歩を遂げていますから、平素から心臓の状態を専門医に把握してもらっておいて、いざという場合には、処置をしてもらうことが大切になります。

いずれにしても、昏睡状態に陥るということは、当の本人はまったく意識がなくなりそのまま天に召されて、病気のことも、苦痛のことも、残された者のことも、何一つ思う余裕もなく旅立ってしまうわけですから、考えてみればこれほど楽な死に方はありません。しかし、残された遺族にとっては何らの予兆もなしに大切な人を失うわけで、終生、大きな悲しみを抱えることになります。

つまり昏睡という脳の最期を告げる症状によって命が奪われても、今まで心を通わせた愛する人たちとの思い出は、決して残された人の胸から消えることはなく、いつまでも後悔の念を引きずることにもなりかねません。

そのことを考えると、平素から昏睡状態に陥らないような健康状態に体を保つことこそが愛する人たちへの心配りと言えましょう。

第３章
三途の川の岸辺で現れる死の兆候

お小水が出なくなると3日で天国へ
——こんな症状が出たら臨終間近❶

入院している患者さんが危篤《きとく》状態に陥ると、病棟スタッフは、患者さんの一日の尿量に神経をとがらせます。なぜならお小水がまったく出なくなる、いわゆる無尿と呼ばれる状態に陥ると、生命は約３日間以上その灯を燃やし続けることが困難になるからです。

お小水がどれぐらい出ているかは、膀胱《ぼうこう》にバルーンカテーテルを挿入して装着し、一日の量を測定しています。通常、日本人の成人男性では、一日１５００㎖、女性では１２００㎖くらいの尿を排泄しています。

しかし様態がターミナルステージ（末期）の状態に陥ると、その尿量は極端に減少してくるものです。臨床的には一日の尿量が400㎖以下の場合を乏尿と言います。さらに尿量が減って、一日100㎖以下の場合は無尿と言います。これは腎臓の働きが正常に働かなくなってきている、という証拠になるのです。

人の体は「肝心《かんじん》」あるいは「肝腎《かんじん》」これに要という字をくっつけて、一番大切なことを「肝心要《かんじんかなめ》」などと表現しますが、体の中では心臓、肝臓とともに腎臓は重要な働きを担っています。

体内にある水分は、この腎臓を通ってろ過され、血液中の老廃物や余分な水分は体外に排泄されています。この腎臓の働きが低下すると、その能力が失われ老廃物や余分な水分が体の中に蓄積されることになります。その結果、むくみ（浮腫）という症状が現れるようになります。

よく昔から、心臓が悪いときは両足がむくみ、腎臓が悪いときはまぶたや顔がむくむ、と言われてきたものですが、腎臓が無尿という状態に陥って、まったくお小水が排泄されないという状態になると、体の上下の区別がなく全身にむくみが現れるようになるものです。

尿毒症の危険が迫る

こうした無尿の状態が続くと、体外に排泄《はいせつ》されなければならない物質が体の中に蓄積されることになり、やがて尿毒症という症状に陥ることも、しばしば起こります。

尿毒症とは、体外に排泄されるべき物質が腎不全のために血液中に貯留され、やがてその影響で全身状態が侵されていく状態の総称です。

その判定には、血液中の尿素窒素、あるいはクレアチニン、尿酸などの有害物質がどれぐらい残っているか、ということを調べてその危険度を判定していますが、これらの数値が正常の状態の50％を超えて体内に貯留するようになると、容易ならざる様態に陥ります。

心臓は、心膜炎《しんまくえん》などを併発して危険な状態に陥り、やがて脳のほうにも影響が現れて、意識障害や昏睡状態に陥ることがあります。

このような状態に陥ると、人工透析などを行なってもなかなか回復することが難しくなりますから、付添いをしている家族の方々に様態の容易ならざることを告げるしかなくなります。

ともかく長期入院している患者さんの場合には、一日の尿量がどれぐらい出ているかに気をつけなければならないのです。

多量の喀痰は、夜間の突然死を招く——こんな症状が出たら臨終間近❷

入院中の患者さんが、ターミナルステージに陥ると、体全体の力が落ち、栄養状態も悪くなり、また免疫力も落ちて治療に抵抗するようになってきます。

こうした末期状態の患者さんの治療や看護は、ベテランの医師や看護師にとっては悩みの種でもあります。どのような薬剤を用いても、その回復力は著しく悪くなり、様態が悪化の一途をたどると、治療しているほうも神経をピリピリさせるものです。

その危険な症状の中でも、油断ができないのは喀痰《かくたん》の喀出が困難な状態に陥ってくることです。まだ患者さんに体力が残っているうちは、自分の力で喀痰を口の外に出すことも可能なのですが、体力が落ちてくるとそれさえも無理になってきます。

ですから、医師も看護師も患者さんの胸に聴診器を当てて、明らかに肺に喀痰が多量に貯留し始めている状態に気づくと、もうすぐ臨終のときがやって来ることを察知し、緊張します。

それでも日中の間は吸引器などを用いてマメに吸引を行ない、喀痰の喀出を試みることができますが、夜間になると、この喀痰の喀出は看護師の大変な仕事の一つになってきます。

中には、15分おきに吸引器を使って喀痰を喀出しても、すぐまた多量の喀痰で気道が塞がれて呼吸困難に陥る場合もあります。

最近は、食事を自力で摂取できなくなった高齢の患者さんの中には、いわゆる誤嚥性の肺炎を繰り返して入院してくる方も多くなっていますが、このように喀痰が取っても取っても取りきれないくらい気道に溢れるようになると、臨終がすぐそこまで忍び寄っている証拠でもあります。

在宅で肺炎の患者さんを治療している場合は、同じようにこの喀痰の喀出には注意を払わなければなりません。病院などに比べると、介護の主役は家族ですから、どうしても手薄になりがちです。また、吸引する場合にも喉の奥のほうまで器具を入れて喀痰を取り出すことは、素人では容易なことではありません。下手に気道に傷をつけると出血などを起こし、それが窒息の原因になったりもするからです。

あまり喀痰が多いようであれば、在宅の患者さんも医療機関での治療を受けることを考えなければならなくなります。

こうした喀痰が多いときには、病棟に入院している患者さんの場合には、パルスオキシメーターという器具を用いて、血液中の酸素濃度を測るようにしています。なぜなら、多量の喀痰のために酸素が十分に体内に取り入れられなくなって、呼吸不全の状態を起こしかねないからです。

血液中の酸素濃度は、正常な成人であれば１００％の測定値を示すことが多いのですが、呼吸不全の状態に陥ると、80％以下に低下することも珍しくなく、その数値が65％を下回ると全身の臓器が酸欠状態に陥って、臨終が早まります。

入院患者の場合は、どれぐらい安定して酸素を肺が取り入れているかを、細心の注意を払って観察しなければならないものなのです。

頻発する不整脈は心臓衰弱の証拠 ——こんな症状が出たら臨終間近❸

健康な人では、心臓は1分間に約60〜70回鼓動しています。その鼓動は、心臓に聴診器を当てても数えることができますが、一般的には手首の脈拍で確かめることもできます。

この脈拍が異常に増加した場合を不整脈《ふせいみゃく》と呼んでいますが、通常は約50％鼓動の数が増加した場合、つまり鼓動が100を超えた場合を頻脈《ひんみゃく》と呼んでいます。

長期入院している患者さんの場合、普段血圧も脈拍も呼吸数も安定している場合は問題ないのですが、急に血圧が低下し脈拍数が100を超えて170～180と増加した場合には、ナースステーションに緊張が走ります。

なぜなら、特別な精神的ストレスや運動などの負荷がないのに、心臓が早鐘のように打ち始めるということは、心臓の働きに急激な異常が発生しているのではないかと思われるからなのです。

血圧が下がりますと、体の血液の流れが著しく悪くなり、四肢の末端まで酸素が運ばれていかなくなってきます。そうなると、筋肉や内臓などの働きを正常に保つことができなくなりますから、体の組織や臓器は大ピンチに陥ります。その場合は心臓が収縮を増加させ酸素を末端まで運ぼうとします。こうした状態は、特に患者さんがターミナルステージに陥った場合には、しばしば見受けられるのです。

今朝まではまったく異常がなかったのに、夜間になってから心臓の鼓動が200以上まで上がってしまうということが起こると、われわれの頭を臨終の不安がよぎるものです。

また、心臓の異常を示すサインとしては、不整脈の発生があります。不整脈にはいろいろな種類がありますが、われわれ医療スタッフが様態の変化として気をつけているのは、上室性期外収縮、心室性期外収縮、頻拍性心房細動、それに脚ブロック、房室ブロックなどがあります。

この不整脈を発見する簡単な方法があります。それは自分の左手首の内側の上部を指で押さえると、脈拍に触れることができます。そこに右手の人差し指と中指と薬指の三本を当てます。中指以外の二本の指で血管を強く圧迫したり、弱めたりして、真ん中の中指で脈拍の状態を観察します。このテクニックを用いると、脈拍の状態と不整脈をかなり詳しく自分でも調べることができるものです。

入院患者さんが末期の状態に陥ったときには、頻脈と同時にこれらの不整脈が現れることがしばしばあります。健康な成人の場合には、生理的な範囲の不整脈もかなりありますから、脈が少し飛んだくらいで慌てふためくことはありませんが、高齢者の入院患者の場合には、やはりこの不整脈は慎重に対処しなければならなくなります。

チアノーゼが起こると、死が加速する——こんな症状が出たら臨終間近❹

チアノーゼとは、体の皮膚《ひふ》や粘膜《ねんまく》の一部が暗赤色または紫色になることを言います。

ターミナルステージになると、体のあちこちに、こうした変化が現れることが多くなります。それは、酸素を体のすべての細胞や組織に運んでいる血液中のヘモグロビンという色素が、なんらかの原因で酸素を運べない状態に陥っていることを示しています。その結果、皮膚や粘膜の色が健康な血色の良い色ではなく、青紫色に変化してしまうのです。

その大きな原因は、心臓と呼吸器に異常が発生している場合が少なくありません。特に心臓の機能が低下し、血液を全身に供給できなくなっている場合には、しばしばこのチアノーゼが発生します。うっ血性心不全と呼ばれている心臓疾患では、しばしばこのチアノーゼが現れることがあります。

また、心臓に異常がなくても肺などの呼吸器に異常が発生すると、外部から酸素を取り入れることができなくなりますから、当然のことながら酸欠状態が発生し、このチアノーゼの原因となります。

こうした心肺機能に異常があって全身の血流障害を起こしている状態を、中心性チアノーゼと呼んでいます。この場合には、ただちに治療が必要になることがあります。

一方、小さなお子さんを育てているお母さんたちはよく見る現象と思いますが、子どもの場合には手足の指先が紫色に変化することがあります。この場合には、体の末端の部分がしばらく低温の環境にいたために、血の巡りが悪くなったときに発生しやすいと考えられます。これを末梢《まっしょう》性チアノーゼと呼んでいて、これは病的なものではありませんから、冷えた部分を温めたり、マッサージをしたりすると回復します。

吐血・下血は死の前兆――こんな症状が出たら臨終間近❺

体が末期の状態に近づくと、消化管出血が起こることがしばしば見られるようになります。これは、体の血液循環と深い関係があると考えられています。

病気が進行し、体力が落ちてくると、体の中の血液の流れも滞るようになってきます。これが血行障害です。

その結果、静脈などで血液中の不純物質などが血管に悪影響を及ぼし、血管そのものに炎症や潰瘍を発生してしまうことがあります。そうなると血管が非常にもろくなりますから、消化管の表面を走っている静脈が破たんして、大出血を起こすようになることがあります。

特に胃の場合には、強力な消化液が存在しますから、血管がもろくなってくるとこの消化液のうちの塩酸やペプシンが血管壁を痛めて、出血を増長することになってしまいます。

通常、上部消化管出血と呼ばれている、食道、胃、十二指腸などからの出血の場合は、色は比較的新鮮な血液の赤い色をしていることが多いものですが、これらの血液が腸を通って肛門から排泄される場合には、消化管内に出された血液が消化液の分解を受けて、いわゆるタール便と呼ばれる、血液の色を失ったタールのような黒色に見えることがあります。

いずれにしても、こうした消化管出血が起こると、体の中の血液循環に大きな異常が発生していることが推測されますから、死期が迫っているサインだと判断し、医師はその止血に全力を投球することになります。

肺炎の併発は死への旅路の幕開け——こんな症状が出たら臨終間近❻

臨終が近づいてくると、体の免疫力や栄養状態が極端に低下してきますから、細菌やウイルス、あるいはリケッチアなどのさまざまな病原体の体内への侵入を防ぎきれなくなってきます。

中でも肺炎を併発すると、様態は一気に悪化することが少なくありません。

肺炎の場合は、その大半が肺炎球菌という菌によって起こることが多いのですが、末期に発生した肺炎は、抗生物質を投与してもなかなか侵入した菌を殺すことができません。

肺の炎症が広がると、体内の酸素の取り入れがうまくいかなくなります。その結果、体内の酸欠状態が発生し、様態は一気に悪化の一途をたどることが多いものです。

特に高齢者の場合には、持病があって治療している場合、一気に臨終が近づいてくる第一の原因は、この肺炎の併発によることが多いものなのです。

敗血症と40度以上の高熱は赤信号――こんな症状が出たら臨終間近⑦

体内に細菌などの感染症が発生すると、その一部の病原体が血液の中に紛れ込んで、菌が全身に運ばれた結果、感染症が広範囲に発生することがあります。これを敗血症《はいけつしょう》と呼んでいます。肺炎の場合も例外ではありません。

肺炎の原因となっている肺炎球菌などが血管の中に混入すると、全身的な感染症を引き起こします。この敗血症を併発すると、ターミナルステージは一気に臨終に向かうことになります。

この敗血症とともに予断を許さないのは、体温の上昇です。病原体から発生する細菌が分泌する発熱物質、つまり一種の毒素が体温を調節している体温調節中枢を刺激します。

この中枢は脳の視床下部という部分にあり、通常は36・5度～37度に体温を調節するように働いていますが、感染症などによってその中枢の働きが異常をきたし、正常な体温を超えて40度以上にも上昇することがあります。

人体の組織や細胞は、通常42度が生命を維持できる限界だと言われています。それ以上の温度に体温が上昇すると、体の代謝や消化などになくてはならない酵素の働きが破壊されてしまうために、生命維持が不可能になるのです。

血液検査で敗血症であることがわかると、その治療に抗生剤などで対応することになります。それと同時に体温が急上昇した場合には、体温を下げるために氷を用いてのクーリングや解熱剤などの投与で、必死に対応しなければ臨終の危険が一気に迫ってきます。

患者さんはいつ死を達観するのか

今挙げたような症状が現れ始めると、患者さんも不穏状態に陥ることが多くなってきます。患者さんの中には、不眠を訴えたり、幻覚を訴えたり、あるいは死の恐怖を訴えたり、さまざまな反応を示し始めます。

中には、

「看護師さん、私もう死ぬのかしら」

と、はっきりと死という言葉を口に出して不安を訴える人もいます。

そうした患者さんの不安に対しては、何十年も看護師として働いている人でもどう慰《なぐさ》めていいか言葉に詰まることが多くなるものです。

医師の場合には、こうした患者さんの不安を取り除く治療法の一つとして、「ムンテラ」という方法があります。ムンとはドイツ語で口という意味です。テラは、これもドイツ語のテラピーという治療を意味する言葉の頭文字です。つまり、「ムンテラ」とは苦しんでいる患者を言葉で慰め、説得し、そして死の不安を解消してあげるという意味です。

もし患者さんが死の恐怖を訴えるようになったら、

「大丈夫、検査結果もそう悪くないし、薬もよく効いているから、きっと病気はよくなるので、頑張りましょう」

と励まします。そしてなによりも、心が折れず、しっかりと病気と闘う精神力を失わないことが、いかに大切であるかを説明します。たとえそれが、一時の気休めだと気がついたとしても、白衣姿の医師や看護師から励まされ、慰められることは患者さんにとっては、病気と闘うための、なによりの特効薬になるに違いないのです。

危険な状態に陥った患者さんに接するときこそ、笑顔を絶やさずに優しい言葉で、寿命があといくばくもないことなど決して悟られないように、手の一つもさすってあげるなどのスキンシップをすることが大切なのです。

おそらく患者さん自身が自分の様態が容易ならざることに、すでに気がついているはずですから、どんなに他人が慰めてもそれが嘘《うそ》だと見抜くかもしれません。

しかし少しでも希望の灯を持ち続けるように、手当てをすることがいかに大切なことか、われわれ医師や看護師は、普段から肝に銘じて、患者さんに接するようにしているものなのです。

祇園精舎の鐘の音は彼女の胸にどう響くのか

Yさんという女性患者は、昔東京で商売をやっていたことが自慢で、いつもスタッフたちに、やはり東京が世界一の都だと言うのが口癖《くちぐせ》でした。そのことからいつのまにか「都のおばあちゃん」というあだ名で親しまれるようになっていました。

Yさんは、部屋の中に子どもが入って来ると近ごろ盛んに気にするようになりました。

「その子どもっておばあちゃんの親戚のお子さんなの?」

と師長が聞いても、それが誰かはわからないと言います。

しかし、しょっちゅう子どもが病室に入って来て騒ぐので、うるさくて仕方がない、と訴えるようになってきました。

それは明らかに都のおばあちゃんの幻覚だと思われるのですが、当の本人は真顔で訴え続けています。

そんな状態がしばらく続いたあとに、おばあちゃんは一日中小さな声で呪文のような言葉を唱えるようになりました。

「ギオンショウジャノカネノコエ、
ショギョウムジョウノヒビキアリ、
シャラソウジュノハナノイロ、
ジョウシャヒッスイノコトワリヲアラワス」

体の清拭《せいしき》やおむつ交換に当たっているスタッフは、最初何を唱えているのかと思っていましたが、スタッフに呼ばれてベッド際に立ってそれを聞いていた師長は、それが有名な平家物語の一節であることに気がつきました。

都のおばあちゃんは、ややしばらくその古い言葉を繰り返したあとに、

「色即是空、空即是色、色即是空、空即是色……」

と何度も唱えて、最後は目をつぶって手を合わせています。

「おばあちゃん、念仏のつもりであした言葉を口にするということは、そろそろお迎えが近いのでしょうか」

と院長室に現れた師長は、暗い表情を浮かべています。

「それにしても有名な古文を丸暗記しているというのは、すごいね。東京にいたとき、なんの仕事をしていたんだろうか」

「いやぁ、身寄りの方もお見舞いに来ませんし、詳しいことは本人からも聞いたことがありませんけど、亡くなったご主人が学校の先生だったようなことを言っていましたよ。ご主人が亡くなってから、しばらく飲食店をやっていたようなことも耳にしたことがあります」

「なるほど、ご主人が学校の教師だったのか。それで古文の知識があるんだね。ところで師長はその古文の全文を覚えているかい？」

「えぇ？」

と師長は目を遠くにやってから、

「平家物語は高校のときに習ったと思うんですけど、あまりにも有名な文章ですから、看護学校でも国語の時間に覚えさせられたような気がします」

「じゃあ学のあるところで、ひとつ言ってみてよ」

「間違ったらごめんなさい。覚えているだけ言ってみますね」

と言って、師長はその古文の一節をそらんじ、すらすらと淀《よど》みなく言い始めました。

「祇園精舎《ぎおんしょうじゃ》の鐘の声、諸行無常の響きあり、娑羅双樹《さらそうじゅ》の花の色、盛者必衰のことわりをあらはす。おごれる人も久しからず、ただ春の夜の夢のごとし。猛き者もつひには滅びぬ、ひとへに風の前の塵に同じ」

「いやぁ、大したもんだよ。よく覚えてるね。私も高校と大学のときに勉強させられたよ。高校は進学校でね、古文は確か広島の高等師範学校を出た先生で、訛《なま》りがあるもんだから、ジェック先生というあだ名を生徒たちがつけて、親しんでいたことを覚えているよ。つまりね、絶句をジェックと発音するのがあだ名の由来なんだけど、あの先生は古文ができたなぁ」

「じゃあ院長先生は、そのジェック先生によって、平家物語の一節は頭の中に叩き込まれているんでしょうね」

「まぁ、どこまで正確に訳せるかわからないけど、たぶんこんな意味じゃなかったかな」

と言って、今度は私が目を遠くにやって、ジェック先生を思い出しながら、古文を訳す番でした。

「祇園精舎の鐘の音には、すべてのものは移り変わっていき、決して同じ状態にとどまることはないという響きがある。沙羅双樹の花の色は、盛んに咲き誇っていても必ず衰えてしまうという自然の摂理の道理を表している。栄華を誇りおごれる者も、それが長く続くものではない。まるで春の夜に見る夢のようなものである。勢いのある者もやがてついには滅びてしまうというのは、それはまさに風の前にある塵《ちり》のようなものである」

昔の高校時代の授業風景を思い出しながら、当たらずとも遠からず、だいたいの意味を伝えると、師長は目を輝かせて、

「先生もよく忘れないで覚えていますよね」

と言って何度もうなずいていました。

若々しい歌声が病棟に響く

都のおばあちゃんの話をしているところへ、八海《はっかい》事務長が姿を見せました。

そして、県立のI高校からコーラス部が慰問に来たいという申し出があったことを伝え

ました。

「そう、また今年も来てくれるんだね。それは患者やスタッフが喜ぶよ。ぜひお待ちしています、と顧問の先生に伝えてくれないかな。あとのことはすべて事務長に任せるから、音楽会に必要な音響の機械のセッティングはお願いするよ」

「事務長さん、私も手伝うわ。せっかくだから車椅子で移動できる人みんなにも聴かせるようにしましょうよ」

師長もコーラス部の慰問に関しては大賛成のようでした。

「いや、事務長ね。今たまたま師長と昔の記憶をたどって古文の話をしていたんだけど、事務長もちょっとそこへ座って話に加わってよ」

そう言って私がソファーを指さすと、事務長は時計を気にしながら腰を下ろしました。

「せっかくコーラスを聴かせていただくんですから、患者さんのよく知っている歌を交えてもらえたらいいですよね」

師長は膝《ひざ》を乗り出すように提案しています。

「そうしましょう。どういった歌がいいでしょう？　童謡ですか？　それとも懐メロですか？」

「まさか、高校生は懐メロは歌わないでしょう。私はロシア民謡がいいんじゃないかと思うんですけど」

「いや師長さん、高校生はけっこう懐メロ歌いますよ。うちの親戚の子が、仲間でときどきカラオケに行くらしいんですけど、何を歌うのかと聞いたら、『空に太陽があるかぎり』とか『青い山脈』なんて言っていましたから。古い曲でも名曲は、何十年経っても人の心を摑むんじゃないでしょうか」

「へぇ、若い子が『青い山脈』歌うんですか。その曲は介護施設の音楽療法などでは定番だと聞いていますけど、高校生も歌うことあるのかしらね」

そんな二人のやり取りを聞いていると、私の脳裏に『青い山脈』という映画の懐かしい一コマ一コマが蘇ってきました。ともかく多感な青春時代には何度観ても感激を覚える映画でした。

「じゃあ、今からコーラス部の先生に話をして生徒さんたちに、その『青い山脈』を歌ってもらったらどうだろうか。もちろん、ロシア民謡もいいと思うよ。『ともしび』とか『トロイカ』、あるいは『カチューシャ』なんかもいいね。こんな話をしていると、早く高校生の若々しい声を聴きたくなるね」

「じゃあ今、お二人にお聞きした曲目を整理して、歌えるかどうか顧問の先生にかけあってみます」

「こういう企画になると、事務長は得意な分野だからね。頼りになるよ。すべて任せたよ。もちろんかかる経費はすべて私持ちだよ。ジュースでもケーキでも花束でも、慰問に来てもらったお礼は私のポケットマネーで構わないよ」

「わかりました」

　彼も嬉しそうに頭を下げました。

　事務長は変わった経歴の持ち主で、Ｎ大学の芸術学部を出てから、地方銀行に勤め、支店長にまでのぼりつめ、退職したあとに私の片腕として病院の事務を一手に切り盛りしている男なのです。音楽には造詣《ぞうけい》が深く、若いころはギターもつま弾いていたことがあるようです。

「じゃあ私は、早速セッティングにかかりましょう」

　と言って腰を浮かせた事務長を、

「あっ、ちょっと待って」

　と手で制しながら、

「やっぱり『青い山脈』をレパートリーに入れようよ。もし高校生に歌うのが無理なら、来ていただいたお礼に診療所のスタッフと、歌える患者の合唱で歌えばいいじゃないか。なんだったら、中高年には忘れられない一曲と言われている『高校三年生』もいいなぁ。それも考えてみてよ」

と言いながら、事務長と師長の顔を交互に見ているうちに、私はドイツの詩人のカール・ブッセのある有名な詩の一節を思い浮かべていました。

山のあなたの空遠く
「幸」住むと人のいふ
ああ、われひととととめゆきて、
涙さしぐみ、かへりきぬ
山のあなたになほ遠く
「幸」住むと人のいふ

この歌と昭和の名曲『青い山脈』には、何か共通した幸せや希望に対する人間の願いと

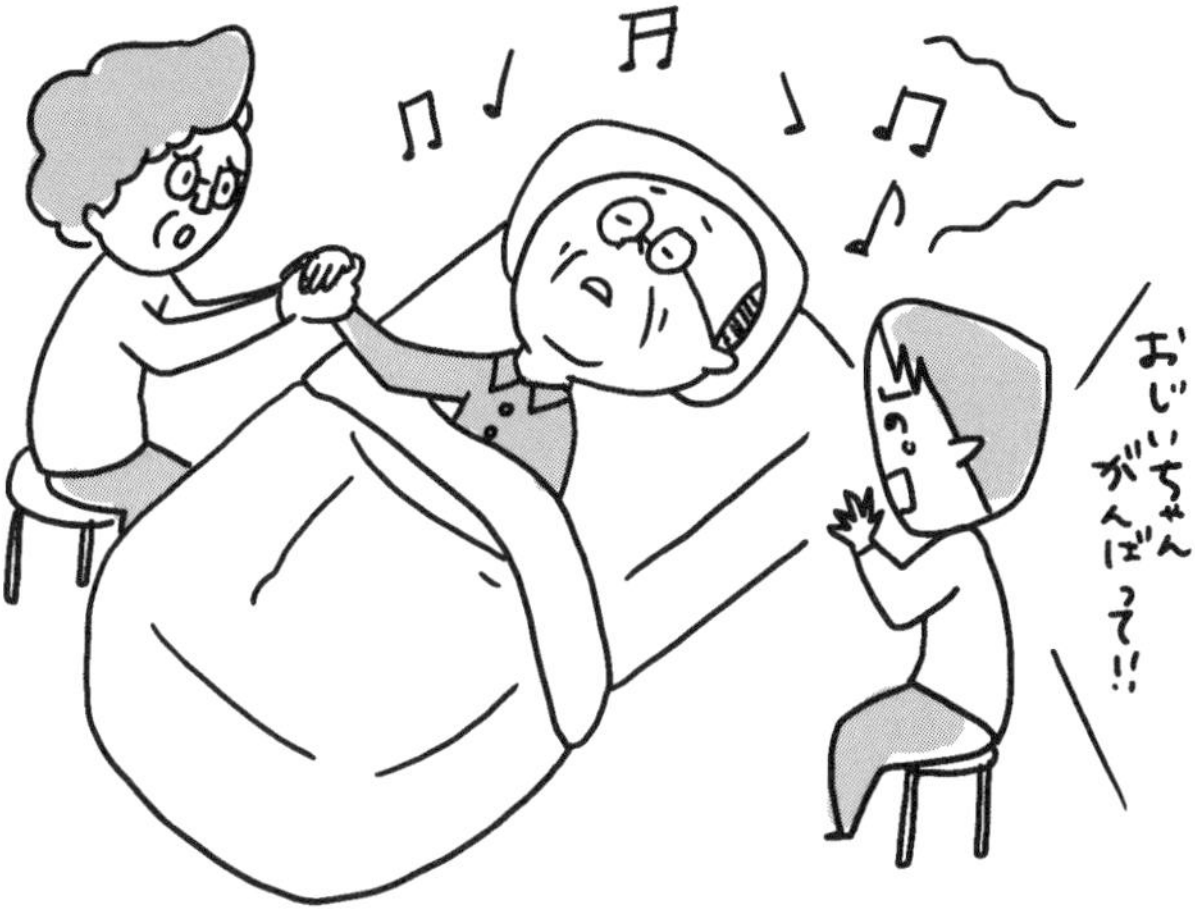

患者を癒す、肌のぬくもり、励ましの言葉、朗らかな歌声…

いうものが感じられます。そう気づくと、どうしても『青い山脈』を病棟で若々しい高校生の声とスタッフたちの声で、歌わせてみたいと思ったのです。

　事務長が部屋を出ていき、そのあとからドアを閉めようとしている師長に、私は耳打ちをしました。

「都のおばあちゃん、たとえぶつぶつお経のように古文の一節を唱えていたり、般若心経《はんにゃしんきょう》を繰り返し口にしていても、何も言わずに見ているようにしたほうがいいよ。たぶん、おばあちゃんは自分が今置かれている容易ならざる状態に気がついていて、死と闘っているんだと思う。感心していつも思うのだけど、すでに入院していたときから、死については達観していると思っていたんだけど、やはり体調から今自分が容易ではない状況に置かれていることに悩んでいるんだと思う。患者が死を受容するまでの心理状況を克明に解説した、キューブラー・ロスの5段階で言うと、すでに最終段階に達していると思う。その苦しみが、平家物語の言葉や般若心経を口にすることで少しでも楽になるのであれば、そんな幸いなことはないよ。だからそっと見守ってやってほしいんだよ」

「わかりました」

師長は大きくうなずいて、静かにドアを閉めるとナースステーションに戻っていきました。

高校生の声は天国まで届いただろうか

ひと月後に、高校生の慰問団がやって来ました。八海事務長が時間をかけてセッティングを取り仕切っただけあって、2階のリハビリテーション室にはエレクトーンが置かれ、車椅子の患者たちも聴けるようなスペースも確保され、演奏会場としては申し分のない雰囲気の中で、コーラスが始まりました。

毎年、姿を見せる顧問の先生の指揮で、高校生の男女の若々しい声がリハビリテーション室から病棟の廊下まで流れ始めました。

最初の5～6曲は自分たちの得意な歌を歌ったあとで、高齢者にもわかるような歌を何曲も入れて歌ってくれました。『ふるさと』や『もみじ』の歌が始まると、患者たちは身を乗り出すようにして10人ほどの若者の姿を見つめています。

そして私や師長がリクエストしたロシア民謡が始まりました。『ともしび』の心に染みるようなメロディが流れ、次は『トロイカ』と『カチューシャ』を熱唱してくれました。そのときには30人ほど集まったスタッフや患者の間から、手拍子が起こりました。

アンコールの声が何度もかかり、顧問の先生はもうこれ以上持ち曲はありません、という顔で両手を広げておどけた格好をしてみせながら、それでも即興で童謡などを歌ってくれました。

音楽会の終わりには、お返しに病棟のスタッフたちが懐かしい昭和の歌を合唱しました。介護施設でよく歌われている『高原列車は行く』を歌い始めると、高校生はたぶん知らないのでしょう、黙って聞いていましたが、『青い山脈』のカラオケのイントロが始まると、顧問の先生が指揮をし、病棟スタッフと高校生の合唱になりました。

あらかじめ高校生たちは曲を覚えてきたようでした。見事なハーモニーを見せて病棟スタッフたちの歌を盛り上げます。歌が二番に入ると、患者たちの口も動き始め、リハビリ室で大合唱が起こりました。

その声を聞いていると、この歌声こそこれから天国へ旅立とうとしている患者さんたちの最高の心の安らぎになったのではないか、と思いました。

私は高校生たちに手を合わせて感謝の気持ちを伝え、そっと会場を離れました。

愛する人の急変に取り乱す家族たち

今までと違った症状が現れ始めると、別れのときが近づいていることを察知してか、見舞いに来る家族たちの間にも変化が現れ始めます。

すっかり気落ちして固い表情で病棟を去る人もいます。また、覚悟をしていたのでしょうが、いよいよダメかという顔で、目に涙を浮かべて病棟を去る人もいます。

そうした家族たちの姿を見ていると、患者さんを見ている以上につらいものがある、とベテランの看護師たちは言います。

患者のSさんは、脳梗塞の後遺症で寝たきりとなり、入院してきてから2カ月ほど経ちます。入院した当初から自力で食事を摂取することができず、栄養は経管栄養でした。それも最近は胃のほうが受けつけなくなってきて、出血傾向が見られるようになり、今ではIVH（中心静脈栄養法）で栄養を摂取せざるを得ない状態に陥っています。

意識はあるのですが、鮮明ではなく眠っていることが多くなりました。

そのご主人のもとへ毎日のように通ってくるのは、ご主人の歳が83歳ですから、たぶん77〜8歳だと思われる奥さまです。奥さまのほうは、まだまだ元気で病棟の2階へ通じている階段などは、人の手も借りずにしっかりとした足取りで昇り降りしています。

最初のうちは、非常に温厚で病棟スタッフとの折り合いも良かったのですが、ご主人に不安な症状が少しずつ表れ始めると、その態度は一変しました。

あるとき、病棟主任の幹幸代が病室の異常な光景を目の当たりにして、腰を抜かすほど驚き、助けを求めてナースステーションに飛び込んできました。

その知らせに師長と居合わせた看護師たちが駆けつけると、今まで見たことがないような光景に全員声を失いました。

なんと、奥さまがSさんのベッドの上にあがって、夫の体をまたぎ、背中に手を回してベッドから起こそうとしているのです。その形相《ぎょうそう》たるや、とてもこの世のものとは思えません。白髪まじりの髪を振り乱し、目を吊り上げて口を一文字に結び、体を震わせて夫に向かって、「起きて、起きて！」と喝《かつ》を入れているのです。

まさしくこれは「喝」です。「死んではいけない、死んではいけない。私が助けてあげる」そう声を張り上げているようにも見えます。夫はなすがままにされていて、声を出すこともできません。

奥さまは腰を屈め、背中に回した手で思いっきり病衣や腕を前方に引いて、なんとしても起こそうと懸命です。

「何をしているんですか、やめてください！」

と師長がスタッフをかき分けるようにして、そこへ駆け寄りました。

「いったい、どうするつもりなんですか！」

「放っておいて！　私がこの人を助けるのよ」

「危ないでしょう。そんなことをして、もしベッドから落ちたら、奥さんも骨折して大変なことになるじゃないですか。すぐ下りてください」

「邪魔しないで！　私は今までずっと介助をしてきたの。私しかこの人、助けられないの。

あんたたちの世話にはならないわ。私がこの人を救うのよ」

「早くみんな来て！　早くこの方を下ろしてちょうだい。危ないから早く！」

ばらばらと数人のスタッフが駆け寄り、奥さまの体を押さえてベッドから引きずり下ろしました。

しかし、そのあとが大変でした。奥さまはベッド際で泣き、廊下で泣き、ナースステーションに入って来て泣き、いつまでもいつまでもその涙は止まりません。

その知らせを聞いて、私は師長に言いました。

「たぶん、奥さまが取り乱しているのは、彼女にも病気が潜んでいるのだと思うよ。検査をしないとはっきりとしたことは言えないけど、私の勘ではかなり認知症が進んでいるんじゃないかと思う。だから、できるだけ病棟に一人で置かないように、見舞いに来たときは気を配るしかないね」

「もちろん、そうします。でも、どうしてあそこまで取り乱したりするんでしょう」

師長は信じられないという顔で、何度も首をひねっていました。

この奥さまのように最愛の人の死を受け入れるまでは、患者と同じように家族も悩み苦しむものなのです。そして悩んで悩んで、心の中で死を受容するためには、相当な時間がかかります。

これは学問的には、ジョン・ボウルビィによってまとめられた「家族が患者の死を受容する過程」と言います。

おそらくSさんの奥さまは、この過程の中の初期の段階で、最愛の夫を失うかもしれないという、いわゆる対象喪失の不安に耐えられずに病室で取り乱したのでしょう。それにご本人の老化に伴う認知症が拍車《はくしゃ》をかけていたに違いないのです。

これからは介護を受ける人も、介護する人も高齢化してきますから、こうした思わぬハプニングが起こることを肝に銘じて、注意深く病棟を管理していかなければならないと思わされた出来事でした。

患者さんが酸素を吸えなくなったら三途の川を渡る寸前

さて、臨終間近に現れる症状の中でも、もっとも生命に危険を及ぼすのは、呼吸の異常を示す症状です。それらの症状について詳しく述べてみることにします。

人は酸素と水がなければ、この世で生命を維持することはできません。なぜなら、人体

郵便はがき

料金受取人払郵便

牛込局承認

5559

差出有効期間
平成31年12月
7日まで
切手はいりません

162-8790

東京都新宿区矢来町114番地
神楽坂高橋ビル5F

株式会社ビジネス社

愛読者係 行

ご住所 〒 TEL:　　(　　)　　FAX:　　(　　)		
フリガナ お名前	年齢	性別 男・女
ご職業	メールアドレスまたはFAX メールまたはFAXによる新刊案内をご希望の方は、ご記入下さい。	
お買い上げ日・書店名 年　月　日　　市区 町村　　書店		

ご購読ありがとうございました。今後の出版企画の参考に
致したいと存じますので、ぜひご意見をお聞かせください。

書籍名

お買い求めの動機

1　書店で見て　　2　新聞広告（紙名　　　　　　　　　　）

3　書評・新刊紹介（掲載紙名　　　　　　　　　　）

4　知人・同僚のすすめ　　5　上司、先生のすすめ　　6　その他

本書の装幀（カバー），デザインなどに関するご感想

1　洒落ていた　　2　めだっていた　　3　タイトルがよい

4　まあまあ　　5　よくない　　6　その他(　　　　　　　　　　)

本書の定価についてご意見をお聞かせください

1　高い　　2　安い　　3　手ごろ　　4　その他(　　　　　　　　　　)

本書についてご意見をお聞かせください

どんな出版をご希望ですか（著者、テーマなど）

のうち60％は水でできており、また約37兆個ある細胞の一つ一つが酸素を取り入れて生きているからなのです。

われわれの先祖は、まだ科学がそれほど発達していない時代から、このことはよく知っていたものと思われます。

「末期《まつご》の水」という言葉があります。これは天国へ召される人の口に脱脂綿やガーゼで水を含ませる行為のことです。

これは古来、愛する家族を看取るときの代表的な行為の一つであったと考えられています。

言葉の由来は、仏教のお釈迦《しゃか》さまにたどり着きます。お釈迦さまが亡くなるときに、末期を悟ったお釈迦さまは水が欲しいと訴えられたそうです。しかし水をすぐ用意できなくて弟子たちが途方に暮れていると、鬼神が現れて浄水を捧げたそうです。その水を飲んでお釈迦さまは冥土《めいど》に向かわれたと言われています。

仏教では、あの世では食事をしたり水を飲むことができなくなると考えられており、亡くなる寸前の人の口に水を含ませる風習が、今も伝えられています。

水ひとつをとっても、われわれ人間は自然の摂理から遊離して生きていくことはできないものなのです。水と同様、酸素を体に取り込むという行為も生きていくうえでは絶対不可欠な行為なのです。

呼吸には、胸式呼吸と腹式呼吸がありますが、成人男性の場合は主として腹式呼吸であり横隔膜を使って大気中の酸素を肺に取り入れています。女性の場合は胸の呼吸筋を使って、いわゆる胸式呼吸で酸素を取り入れています。この呼吸が、体力が落ち、さらに病気で長患いをするようになると変化してきます。

どうしても禁煙できなかった患者さんの苦しみ

患者のTさんは、COPD（慢性閉塞性肺疾患）を患って、入退院を繰り返していました。年齢は71歳で男性の方でしたが、とにかくそのヘビースモーカーぶりは大変なものでした。さすがに呼吸不全を起こしたときには、もちろんタバコは吸わなくなりますが、様態が改善して退院すると、家族に隠れてこっそりとタバコを吸っていたようです。

この病気は、従来からよく知られている肺気腫や慢性気管支炎を含めた病気の総称という概念で統一されていますが、病気が進行すると、肺組織の肺胞《はいほう》という、ガス交換をする極めて大切な部分が破壊されてしまうので、それが致命傷となりかねません。

今や世界的に、ＣＯＰＤの原因は喫煙とされていて、このままだと世界の死因のベスト３に入るとまで言われています。

ある入梅の悪天候の日が続いているときでした。Ｔさんは、急性の呼吸不全を起こして入院してきました。呼吸は浅く、特に呼気を十分にすることができず、様態は悪化する一方でした。当院でできるあらゆる薬物療法やその他の治療を施しましたが、症状は一向に改善せず、救急車で呼吸器専門の病院に送りました。

しかし呼吸不全は改善せず、心不全を併発して亡くなりました。

とにかくヘビースモーカーは喫煙に注意をしなければなりません。今でも呼吸不全を起こす患者さんに接すると、彼のことが思い出され、ＣＯＰＤの恐ろしさが蘇ります。

呼吸不全には、こんなにも種類がある

さて、呼吸不全ですが、普段よく耳にするものからもう少し詳しくご紹介しましょう。

チェーンストーク呼吸	↗をよく確かめて、原因となっている体の異常の手当てをすることによって回復することがしばしば見受けられます。 肥満や気道の狭窄によって起こる場合があるので、その原因をよく確かめ、原因を除去する必要があります。その他、長期入院の高齢者の場合には、内臓疾患の末期、あるいは全身状態が悪化し臨終が近づいたときにも、しばしばこの呼吸が見られるようになることがあります。この場合には、中枢神経の呼吸中枢がすでに回復不能な状態に陥っていることが少なくありません。
鼻翼呼吸	これは呼吸困難の兆しを示す症状の一つとされ、小鼻を動かして鼻の中に空気を取り入れようとする動きを伴う呼吸です。これは体が弱ってきていて、やがて呼吸困難が発生することを暗示していますから、絶えずこの呼吸が起こるようであれば、注意しなければならなくなります。
クスマウル呼吸	吸気のほうが呼気よりも多く、酸素を大量に体内に取り込もうとする深い呼吸のことです。これは病的な呼吸であって、体の体液のPHが異常をきたしており、空気を取り入れることによって体液を酸性のアシドーシスに傾かせようと、体自らが治療しようとしている呼吸です。
起坐呼吸	これは病室などでも比較的よく見られる呼吸です。心臓の状態が良くないときなどに、寝ていると呼吸が苦しいために体を起こしてベッドに座った姿勢でいるほうが呼吸しやすいという呼吸です。この起坐呼吸があまり長引くようであると、心臓の状態に注意を払わなければならなくなります。
その他	この他、酸素を取り入れるために、肩や胸の筋肉などを無理に動かして行なう呼吸を始めとして、枚挙に暇がないほど呼吸にはたくさんの種類があります。 徐呼吸、頻呼吸、低呼吸、肩呼吸、陥没呼吸などです。

過呼吸	一回の呼吸によって空気を多量に吸い込みすぎる状態のことを言います。つまり、呼吸の回数は変わらないのですが、一回の換気量が異常に増えている場合です。成人の場合には、一分間の呼吸数は14 ～ 20回ぐらいですが、この回数には変化がなく、ただ吸い込む空気量が異常に多くなりますから、これはこれで呼吸による苦痛が伴います。 この症状の中でも最近比較的若い世代にも見られ、治療を必要とする場合もあるものの中に、過呼吸症候群があります。その原因の多くは、精神的ストレスや極度の精神疲労などによって発生すると考えられています。
無呼吸	これは、呼吸をしていないという状況で、容易ではない様態の場合に発生します。たとえば、交通事故や災害などで倒れている患者さんの場合には、真っ先に呼吸をしているかどうか心臓が鼓動しているかどうか、を確認します。もちろん無呼吸の場合には、ただちに蘇生処置をすることになります。 ただし、長期入院の患者さんが末期の状態に近づくと、呼吸がときどきなくなる一瞬が発生することがあります。この無呼吸状態が起こったときには、体を揺すったり背中を叩いたり、耳元で名前を呼んだりして呼吸の再開を促すような処置をしなければならない場合もあります。
下顎呼吸	この呼吸は、末期の患者さんでよく見受けられる重要な症状の一つです。頭を後ろに反らし口を開け閉めして、いかにも苦しそうに呼吸をしている、いわゆる努力型の呼吸の一つです。この呼吸が始まると、中枢神経の中の呼吸中枢の働きが極端に低下し、ほとんど働かなくなっている証拠ですから、死が迫っている重要な証拠の一つと言えます。
チェーンスト呼吸	弱く小さい呼吸が徐々に大きくなり、また小さい呼吸となり一時呼吸が止まる、という周期を繰り返す呼吸です。これは睡眠時無呼吸症候群のときに見られることがあります。この場合には、呼吸に異常が発生している原因↗

ここに挙げた呼吸のうち、臨終に密接な関係があると思われる呼吸は、下顎《かがく》呼吸、無呼吸、チェーンストークス呼吸の3つです。こうした呼吸が頻回に見られるようになると、医療スタッフはあと数日で天国へ召されるときが来る、と予感します。

もちろん酸素吸入や喀痰の喀出、さらには心臓の働きや腎臓の働きを保つための治療を行なうのですが、この状態から患者さんを助け出すことは至難の業です。

川を渡る苦痛から逃れるために——三途の川の新常識❸

三途の川の手前にあるお花畑で覚醒に失敗した場合には、あとは死の世界が目の前に広がっていくことになります。この場合には、すべての臓器が生の営みを停止するために、悲鳴をあげている状態ですから、それは当然のことながら患者本人を苦しめることになります。

その苦痛を和らげるために、現代医学のあらゆる知識を使って、苦しまずに天国へ召されるように、医師や看護師は手を尽くすのです。

こうした末期の症状が現れてくる状態を医学的には、ターミナルステージと呼んでいるわけですが、病気の種類によって、大なり小なり緩和ケアが必要になってきます。

緩和ケアというと、死を迎えるまでの苦痛を和らげるだけの治療というふうにとられがちですが、それだけではありません。安らかに苦しまずに天国へ召されるため、また看護している親類縁者が少しでも安らかに看取りを行なえるように、という気配りをするための手当てでもあるのです。

そのためには、患者本人に対しては、苦痛を訴えるその症状にしたがって薬物を選択し、またその他の対症療法を用いたりします。

苦痛そのものの手当てだけではなくて、精神的な安定を得るための治療も当然行なわれます。

一方、家族に対しても同じように、その心労から少しでも救われるためのカウンセリングなどが必要になる場合があります。

そうしたすべての対策を含めて、緩和ケアと呼ばれているのです。

ただ、近ごろ病院をたいへん悩ませていることがあります。それは、核家族化が進んで、どこの家庭も老老介護が非常に多くなってきたということです。たとえば、85歳になった夫を80歳の妻が面倒を見る場合を考えてみましょう。これは妻にとっては相当な負担になると思われます。

もしもいずれかに認知症の症状が始まっている場合には、老老介護は深刻な状況になることは想像に難くありません。

ご主人が病院に入院したような場合には、毎日のように奥さんが面会に来るのはけっこうなことなのですが、とかくその行為がご主人の病気を悪化させることがあります。

重症部屋のベッド際で何時間も帰らずに夫の顔を覗き込み、良かれと思ってなのでしょうが、看護師の目を盗んで口に水を含ませたり、みかんを食べさせようとしたり、そういう付添のあとは必ずと言っていいくらい患者さんの様態が悪化します。下手をすると、許可なくして口に入れた食物が原因で、取り返しのつかない肺炎を起こしてしまうこともあるのです。

しかし、前に例にあげたような認知症を患っている奥さんにいくら説明をし、いくら注意をしても、自分が思い込んだ行為を容易にやめようとしません。他の親族を捜しあてて、やむを得ず面会謝絶まで言い渡さなければならないことが起こるのですが、その場合には認知症特有の症状が現れて、病棟スタッフと大喧嘩になることもあります。

超高齢化社会になると、こうした認知症の方が認知症の方を介護する「認認介護」が病

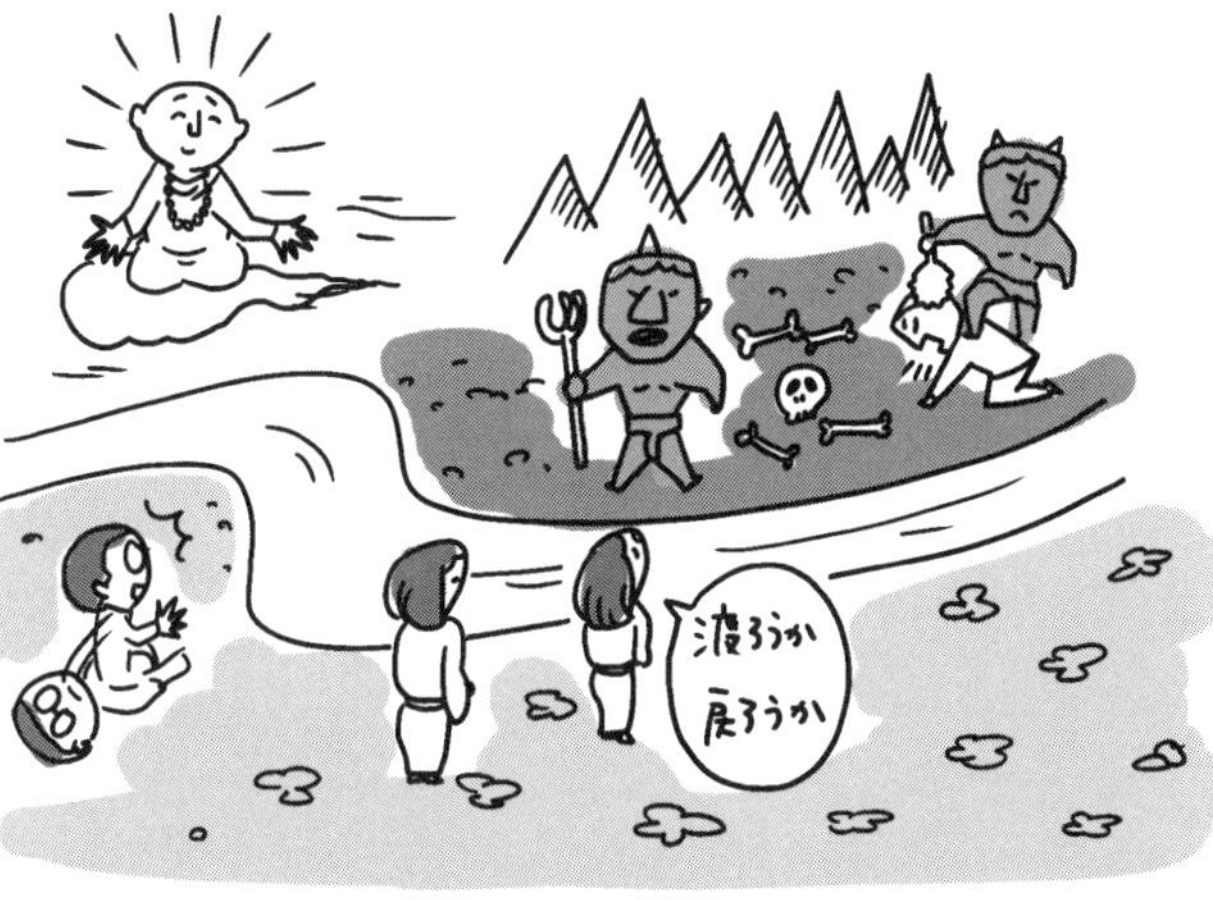

三途の川の向こう側とこちら岸

棟まで持ち込まれて、混乱状態が起こっているということもあるのです。

しかし、たとえ家族の状態がどうであろうと、少しでも病める患者さんの症状を楽にするための治療が追求されるのです。

生死をさまよう命の限界は、三途の川の岸辺まで

第1章から第3章まで、お花畑を中心に生命が脅かされる状態を医学的に観察してきました。

また、大昔から世間で根強く伝説や民話の中で語り継がれてきて、われわれ日本人の脳裏にしっかりと腰を下ろしている三途の川の仕組みから考えると、生死の境はどうやらお

花畑を越えた三途の川の岸辺までのようです。

ここから先は、いわゆる臨終後の世界ということになると思います。伝説や民話では、この先、死者は川を渡り、向こう岸で待っている、死に関する世話役の人たちの手を借りて、地獄極楽のいわゆるあの世に向かうことになるわけです。

なぜ三途の川や地獄などの伝説が、今も日本人の心の中に脈々と語り継がれているのか、その背景と、さらに医学的には死後の世界をどのように考えればよいのかを詳しく見つめてみることにします。

第4章 脈々と生き続ける「地獄伝説」の不思議

三途の川伝説は千年も続いている

多くの日本人は、死を予感すると必ずと言っていいほど、「三途の川」という言葉を思い浮かべるようです。

相当学歴のある人でも、命の危機に瀕した場合に、「三途の川を渡り損ねたよ」とか、あるいは「もう少しで三途の川を渡るところだった」という言葉を口にすることが少なくないようです。こうした言葉を見聞きすると、われわれ日本人の心の中には、死と直結した三途の川という言葉が、どっかと腰を下ろして消えようとしないようです。

この三途の川という言葉は、千年以上の月日をかけて言い伝えられてきて、伝説や民話、あるいは宗教の中にしっかりと根付いているようです。

その言い伝えの中には、家族愛や、多くは自分が亡きあとに残された知人たちへの願いのようなものが感じられるものが少なくないのですが、ここで改めてわれわれの心をとらえて離さない言い伝えや言葉を、検証してみることにしましょう。

賽の河原ってどんなところ？

日常会話の中で、この賽《さい》の河原《かわら》という言葉は案外使用されることが多いのです。通常は、報われないという意味や徒労という意味で比喩的に用いられることが多くあります。

子どもが幼いときに亡くなることは、親に先立つ不孝と言われて、残された家族にとってはこれ以上の悲しみはありません。

子どもが亡くなった場合、三途の川の岸辺に到達すると、そこで石を集めて積み石をさせられます。この行為は、親を残して先立った不孝を自ら悔い、かつ親に対して詫びる行為とも伝えられています。

そして、石の高さがある程度のところまできて完成間近になると、地獄の番人の鬼が現れて、その積み石を崩してしまいます。子どもはもう一度積み石をやり直すことになります。しかし、完成間近になってホッとしていると、また鬼が現れて崩していきます。こうしていつまで経っても積み石は完成しません。そのことを賽の河原と呼んでいるのです。

しかし、この哀れで健気な子どもの積み石に対しては、やがて救いの手が差し伸べられます。地蔵菩薩《じぞうぼさつ》という仏さまによって子どもは救われて、やがて積み石から解放されて、三途の川を渡っていきます。

この言い伝えには、親に先立つ子どもの親不孝という親族の嘆きの声と同時に、太い絆で結ばれている親子の情愛が滲み出ているように感じられてなりません。

女は一人では川を渡れない

女性が不幸にして病などで亡くなった場合は、一人で三途の川を渡ることができないという不思議な言い伝えがあります。これは平安時代に言われ始めたという説もありますが、その内容は次のようなものです。

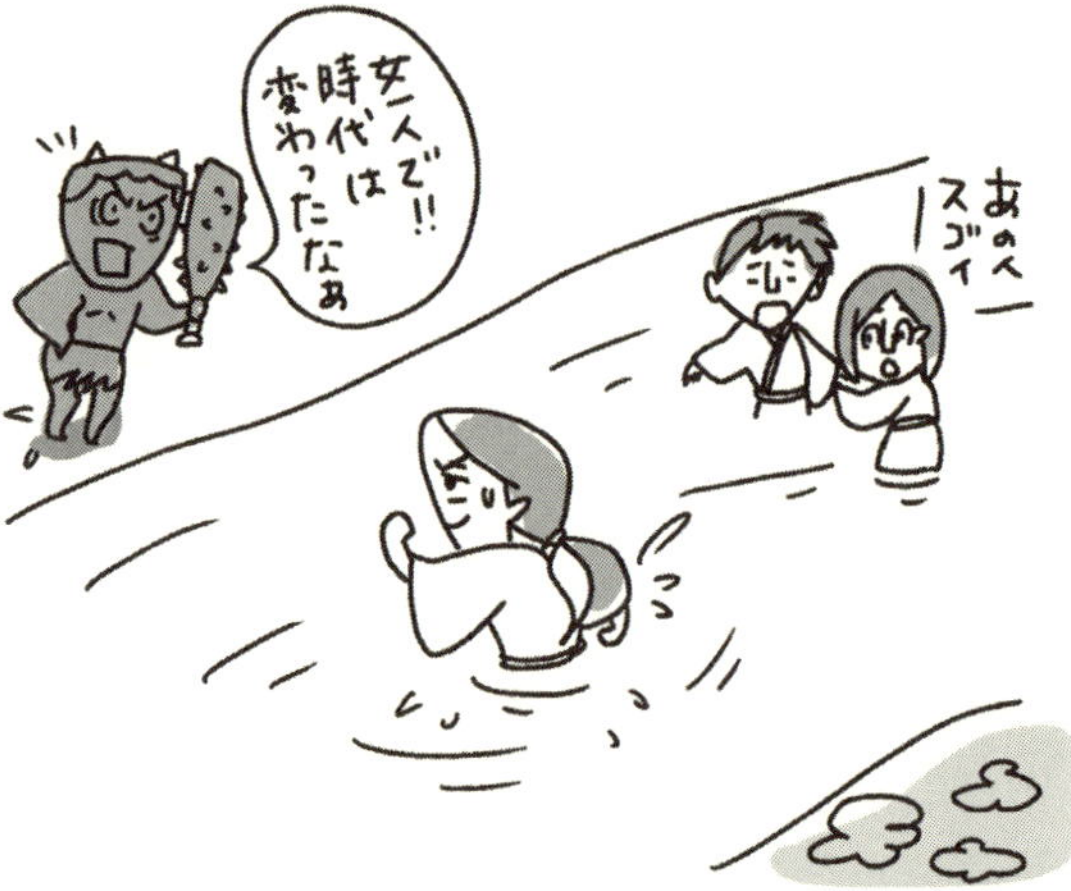

三途の川伝説—女性は一人で…

女性は川を渡るときには、最初に交わった男性に手を引かれなければ、三途の川を渡れないということなのです。平安時代の時代背景から考えると、なぜこのような奇妙な伝説が生まれてきたのか、想像がつきそうな気がします。

平安時代といえば、歴史に残る文学作品が百花繚乱のごとく輩出された時代でもあります。そのうちの一部を紹介してみますと、『竹取物語』『源氏物語』『枕草子』『蜻蛉日記』『土佐日記』『伊勢物語』『紫式部日記』『和泉式部日記』『更級日記』『今昔物語集』などのほか、『古今和歌集』なども残されており、ともかく枚挙《まいきょ》に暇《いとま》がないほど素晴らしい文学作品が書かれた時代でもあります。

これらの作品の多くは男女の恋愛とその葛藤をめぐる心象風景がモチーフになっています。まさに時代の声が作品に色濃く反映し、それは三途の川の言い伝えにまで影響を与えたのかもしれません。

閻魔大王と閻魔帳

閻魔帳《えんまちょう》という言葉は、高齢の方で学校教育を受けた方々にとっては、懐かしい言葉かもしれません。

私も子どものころ、学校でいたずらをすると、

「閻魔帳につけるぞ！」

と先生に睨みつけられたものです。

閻魔帳は、悪事を働いた学童のしつけなどにも活用され、それが学期末の成績などにも反映されましたから、子どもたちはその言葉にピリピリとして恐れおののいたものです。

さてこの言葉の由来ですが、閻魔はサンスクリット語の「ヤマ」に由来すると言われています。それがやがて「エンマ」と言われるようになり、地獄の最高位に位置する王さま

の呼び名になったのです。

その閻魔大王がいつも手離さずに持っているのが閻魔帳です。死者が三途の川を渡って現れると、閻魔帳には死者の生前の行ないが克明に記載されていて、閻魔大王にはすべてを見透かされているのです。したがって閻魔大王のもとでどのように取り繕っても、たちどころにその嘘は見抜かれてしまいます。

閻魔大王は、死者を地獄に送るか極楽に送るか、という最終判断をする冥界《めいかい》の王です。地獄には、この閻魔大王の他に10人の王が存在し、閻魔大王のアシスタント役を務め、死者の生前の罪を裁くと伝えられています。

こうした地獄の思想が日本に伝えられて、閻魔大王の存在が次第に普及し始めたのは、奈良時代から平安時代にかけてだと言われています。

もう一つ、閻魔大王と関係のある話があります。それは死者が棺桶に納められて火葬や埋葬されるときに、古い時代から必ず行なわれてきた儀式です。

その一つは、死者の頭につけられる「天冠《てんかん》」と呼ばれる白い布で、地域によっては、「頭巾《ずきん》」、「額烏帽子《ひたいえぼし》」、「髪隠し」とも呼ばれています。

これは、死装束の一つの三角頭巾のことです。今でも死者の額には、必ずと言っていいくらいつけられているのではないでしょうか。それは、閻魔大王の前に出て裁かれるときに、失礼にならないように冠をかぶる（正装）という意味があるようです。

それから死者は、死装束として経帷子《きょうかたびら》を身にまといます。白一色の単衣と、手甲、脚絆、その姿はまさに天国への旅立ちの衣装となっています。

この他、頭陀袋《ずだぶくろ》が死者の体にかけられ、この袋の中には死者が三途の川を渡るための六文銭が入れられます。もっとも、現代では火葬で燃えないものは棺桶《かんおけ》の中に入れることはできませんから、六文銭の代わりに紙に印刷されたものを袋に入れて持たせるようです。

この「頭陀《ずだ》」とは、梵語に由来する言葉で、落とす、捨て去る、という意味で使われるようですべての煩悩を捨てて修業するという意味があります。

こうして三途の川を渡った人は、頭に白い冠（三角頭巾）を被り、白装束の旅姿で閻魔大王とその他の地獄の王の裁きを受けて、霊界に導かれることになります。

鬼の存在は道徳観念を高揚するために役立ってきたか

この閻魔大王の配下としてサポートする役目を果たすのが、これもわれわれ日本人が子どものころから家庭の中や、周りの大人たちから聞かされ続けてきた鬼なのです。

鬼には、赤鬼、青鬼、黒鬼などがいて、頭には一本ないし二本の角が生え、髪がちりちりとしていて、口には大きな牙が生え、手には鋭い爪が生え、虎の皮の腰巻を身にまとい、突起のある金棒を持っている、子どもにとっては恐ろしい形相と出で立ちです。私などはその絵を見せられただけでも、震えあがったものです。

親から、今度悪いことをしたら鬼が出てきて成敗されるよ、そう言われると、震えながら神妙な顔でうなずいたことが、中高年の人であれば一度や二度あるはずです。

この鬼は、日本で生まれた妖怪だと言われています。そして、地獄に落とされた罪深き死者を処罰するために閻魔大王の配下として働いていると考えられています。

鬼に対する恐れおののく気持ちは、よほど日本人の心に根を下ろしてきたらしく、古来、数々の伝説が伝えられています。もっとも鬼は決して怖い存在だけではなくて、時には恩情をもった行動をする妖怪でもあったようです。鬼に関わる言葉もたくさん残されていますので、ご紹介しましょう。

鬼の目にも涙／鬼の霍乱《かくらん》／渡る世間に鬼はなし／鬼が出るか蛇が出るか／鬼の空念仏／

来年のことを言えば鬼が笑う／鬼の居ぬ間に洗濯／鬼に金棒／鬼も十八番茶も出花／銭あるときは鬼をも使う……

仏教の経典に描かれた8つの地獄

わが国では、相当古い昔から地獄に対する伝説が囁かれてきたようですが、それが仏教伝来によって、庶民の間にもさらに深く浸透したものと思われます。

仏教の経典の中でも、「正法念処経」では八大地獄とその小地獄に至るまで具体的に書かれています。そのうちの代表的な8つの地獄を次ページにご紹介します。

こうした昔の人が考えた地獄の分け方を見ていると、多分に道徳的な意味合いが強かったものと思われます。

人々はこうした仏教の教えに従って、この世で罪を犯した者は極楽には行くことができない、ということを悟り、平素の生活態度を清く真面目に生きていかなければならないことを教えられたものと思われます。

等活《とうかつ》地獄	この地獄は、生前殺人などの殺生を犯した人が落ちる地獄です。地獄で待ち構えている鬼によって体を引き裂かれては蘇り、切り裂かれては蘇る、という果てしない苦行を受けることになります。
黒縄《こくじょう》地獄	これはこの世で盗みを働いた者が落ちる地獄です。黒いとげのついた鉄の縄で縛りあげられ、鉄の斧で体を切り刻まれます。
衆合《しゅごう》地獄	これは邪淫邪欲の罪を犯した者が落ちる地獄です。鉾で下半身を集中的に突き刺されます。この世で男女間のトラブルが絶えなかったような人が落ちる地獄です。
叫喚《きょうかん》地獄	酒がもとでこの世で乱交に及んだ者が落ちる地獄です。鬼によって熱湯や火で責め立てられます。
大叫喚《だいきょうかん》地獄	これはこの世で人に対して嘘をついた者が落ちる地獄です。ヤットコで舌をはさんで抜かれます。三途の川を渡った人は、この世で必ず一度や二度嘘をついたことがあるでしょうから、人間はこの罪を逃れることはできません。
焦熱《しゃくねつ》地獄	これは釈迦の教えを悪用し、他人にまで邪見を押しつける者が落ちる地獄です。体を内外から強烈な炎熱で焼かれる地獄です。
大焦熱《だいしょうねつ》地獄	仏教の教えを熱心に学び修業する女性を誘惑した者が落ちる地獄です。燃え盛る強い炎によって全身が焼かれ、それでも許してはもらえず、さらに激しい炎の海に投げ込まれるという地獄です。
無間《むげん》地獄	この世でありとあらゆる罪を犯した極悪人が落ちる地獄です。これまでのすべての地獄での刑が待ち受けています。体は切り裂かれ引き裂かれ、突き刺され、釜でゆでられ、まさに地獄絵図の世界です。別名「阿鼻地獄」とも呼ばれています。

奈良時代から平安時代にかけては、日本人の思想の根底となる教えが、海外からも持ち込まれた時期であり、その後は武家社会が出現して骨肉の争いが絶えず、まさに殺伐とした社会が江戸時代に至るまで続いたわけですから、こうした地獄の教えも世相を抑えるために必要だったのかもしれません。

地獄にからんでじつに多くの言い伝えが残されていますが、これも私たちが心に宿す罪悪感によるものなのでしょう。

われわれの日常会話の中でよく出てくる、その一部を取り上げてみましょう。

▼**板子一枚下は地獄**：これは、船乗りがよく使う言葉で、船の底は板子と呼ばれる板一枚で、その下は深い海で落ちれば死につながるという意味です。

▼**地獄の一丁目**：恐ろしいことが起こる第一歩という意味です。

▼**地獄で仏に会ったよう**：困窮状態に陥っているときに、救いの神に会ったような場合を言います。

▼**聞いて極楽見て地獄**：聞くと見るとでは、大きな違いがあることを言います。

▼**地獄の沙汰も金次第**：この世の中は、すべて金の力に敵わないという意味です。
▼**地獄の釜の蓋もあく**：正月と盆の16日は、地獄の釜はお休みになるため、この日だけは鬼も死者の刑を執行しないという意味です。

死者の法要のしきたりの由来

家族が天国に召されると、わが国ではいわゆるお葬式が行なわれます。親族が集まって死者を弔うわけですが、その様式は日本全国ほぼ共通と考えてよいかと思います。

その一つ一つについて、しきたりの由来を考えてみることにします。


現代では一応、この三回忌まで法要が行なわれることが多いのですが、慣例として古くから七回忌、十三回忌、十七回忌、二十三回忌、二十七回忌、三十三回忌、五十回忌と行なわれるときもあったようです。

今では七回忌、十三回忌まで行なわれるところもあるようですが、一般的には三回忌以降は法要はめっきり少なくなったように思われます。

初七日	人が亡くなった日から数えて7日目に行なう法事です。このときには死者は遺骨になっていますので、その遺骨を安置して親族みんなでお参りをして、僧侶の読経の中で安らかな眠りを祈る儀式です。 以降、7の倍数で法事を行なうしきたりになっています。 亡くなって14日目には「二七忌《ふたなのか》」、21日目には「三七忌《みなのか》」、28日目に「四七忌《よなのか》」、35日目に「五七忌《いつなのか》」、42日目に「六七忌《むなのか》」となります。
七七日 **（四十九日）**	この四十九日の法要はよく知られていると思いますが、ここまで来ると死者の地獄極楽行きの裁定がほぼ決まるようです。ただ残された遺族の供養が足りないと、他に裁きを行なっている地獄の十王がその後も裁きを続けることになります。 このように四十九日は極めて大切な日でもあるのです。したがって家族が亡くなったあとは、初七日と四十九日だけは必ず僧侶を呼んで死者を弔うという法要が行なわれています。 またこの四十九日は「忌明け」とされ、遺族が悲しみを和らげて、自分自身の生活を取り戻すための、一つの区切りをつける日ともされています。 現代の合理性というのでしょうか、ネットでは亡くなった日を入れるとたちまちにして四十九日を算出するサイトまであります。たしかに便利ではありますが、日数を指折り数えて、流れ行く時の経過に思いを馳せるしきたりも失いたくないものです。
百箇日	すでに死者が地獄の裁定を受けていても、再び裁きを受けて救済されることがあります。したがって遺族は死者の極楽浄土行きを願って祈りを捧げなければならない日とされています。
一周忌	ここまでが喪中とされ一周忌をもって「喪明け」とされて、死者の弔いも故人との区切りをつける日とされていますが、地獄では生前罪状の重かった人はさらに裁きが行なわれる日とされています。 したがって死後一年目は、死者にとっても残された人にとっても、たいへん大切な期間となっています。
三回忌	三回忌と呼ばれていますが、亡くなられてから二年目に行なわれる法要です。 生前に犯した罪が重い人の場合は、地獄の王たちによる最後の裁きを受ける日とされています。それを逃れて死者を極楽へ送るためにも、わが国ではこの三回忌まで法要を行なうことが多いと考えられているのです。

法要は医学的に大切なものでもある

さてこの法要ですが、医学的にどのような意味を持つのか考えてみましょう。

私はよく講演などで、法事は人のためならず、というお話をすることがあります。医学的には身内の人や親しい友人を失った場合には、対象喪失といって、残された者を大きな悲しみが襲うことがわかっています。

特に親族が亡くなった直後は、しばしば後追い死のような悲劇が起こることがあります。また、死後3カ月目、つまり百箇日の法事が行なわれるころも、残された者にとっては健康に気をつけなければならない赤信号の日でもあると考えられています。

これは世界的にも多くの学者によって研究されていますが、イギリスのパークス博士やボウルビィ博士の「喪の心理」に関する研究がよく知られています。人は大切な人を失うと、そのショックで精神的にも肉体的にも計り知れないストレスを受け、体の免疫力が大きく低下することがわかっています。

免疫力が低下するということは、細菌やウイルスなどの体内への侵入を許し、大病にかかる危険が増えるということでもあります。

またパークス博士は、特に男性の場合は、妻が亡くなったあと一年間は、この喪の心理のために心臓に大きな負担がかかると警告しています。中でも心筋梗塞にかかる率が極めて高くなるという指摘もあります。

つまり、死者を弔《とむら》うということは、親族が集まって、残された者がしっかりと結束をして一族の繁栄を図るようにしようという気持ちを確かめ合うためでもあるのです。

したがって初七日、四十九日、百箇日、一周忌、僧侶の読経に手を合わせ死者を弔うことは、自分自身の生命力を高揚するためにも役立つことなのです。

古くから伝えられている法事の慣習についても、大きな意味があると考えられるのではないでしょうか。

三途の川の渡り賃は、六文銭では足りない

六文銭は現代のお金に換算すると、約３００円ぐらいではないかと思われます。しかし、そんな安いお金で三途の川を渡ろうとするようでは、なかなか天国に安住の地を求めるこ

とはできません。

これからは三途の川を渡るのも、自己責任の時代です。

病気で長期入院をする前に、また認知症にかかって自己判断ができなくなる前に、親族や他人に迷惑をかけないように天国へ旅立つための、最低限度の資金は貯めておかなければならない時代になってきていると思います。

先日、三川橋葬儀社の船泊社長に現在の葬儀事情を取材してみました。

彼の話は、たいへん興味深く高齢化社会には参考になる話が満載でした。その一部をご紹介しましょう。


「亡くなった場合の必需品と言える棺桶ですが、これはピンキリですが、ごく普通のもので5～8万円くらいです。高価なもので、檜《ひのき》の彫刻を施したお棺になると、300万円くらいです。ある有名な俳優がこのお棺で天国へ旅立ったという噂は、葬儀屋の間では今でも伝説になっていますよ」

「棺桶の中に入れる小物などはどれくらいかかるものなの？」

「天冠、経帷子を含む仏衣一式と言うのですが、1万～10万円くらいです」

「火葬代の実費というのは、ずいぶん市町村で違うんでしょう?」

と私が尋ねると、彼は大きくうなずいて、

「神奈川県でもK市では4500円で、Y市は1万2000円、S市は0円です。東京都内ではだいたい5万円くらいかかるんじゃないでしょうか」

「そうそう火葬と言えばね、私には忘れられない思い出があるんだよ。10年以上前になるんだけど、私のところに入院していた叔母さんが亡くなったんだけど、現住所が北海道でね、Y市の住人じゃないものだから、火葬場を探すにも大変な思いをして、K市の多摩川に近いところの火葬場で遺骨にしてもらったんだけど、そのとき頼んだお坊さんはひどかったなぁ」

私がそう言って天をあおぎながらため息をつくと、

「何があったんですか」

と船泊社長が身を乗り出して聞いてきました。

「どこかに勤めているらしくて、これからお坊さんになろうという修業中の人らしかったんだけど、そのお経が今でも私は忘れられないんだよ。

あ――、い――、ひ――、もじゃもじゃもじゃ……もじゃもじゃもじゃ……、い――、あ――、ひ――。と続くんだよ。私にはまさしく阿鼻叫喚《あびきょうかん》の声そのものだったよ。今でも本当によく覚えているんだよ。ひーには何の意味があるのかな。甲高い絶叫に近い声だからね。参列している人の中から失笑が起こったよ。私の妹などは、手で口を押さえてこみ上げる笑いを必死にこらえていたからね。いやぁ、あれはありがたくなかった。それなら私がウロ覚えのお経読んだほうが、叔母さんも喜んだかもしれない」

そう言ってもう一度ため息をつくと、船泊社長はお腹を抱えて笑いながら、

「それはバイト坊主と言うんですよ。で、いくらとられました？」

「忘れもしない、3万円。これは高いと思ったからね。あれじゃお経のCDを買ってきて聞かせたほうが、よっぽどご利益があったかもしれない」

そう言って顔をしかめると、船泊社長は、「ご愁傷様でした」と言って手を合わせました。

葬儀の場合は、その他にも僧侶のお経代としてのお布施《ふせ》や、戒名《かいみょう》代などがかかりますが、船泊社長の話ではいずれもピンキリで、葬式にお金をかけようと思えば天井知らずにかかるのではないか、と言っていました。

では、最低どれぐらいあれば三途の川を渡って、骨になれるのかと聞いたところ、公定価格は20万円前後だそうです。公定価格とはつまり生活保護法によって市町村がご遺体を

火葬にする場合の標準的な金額ということのようでした。

まさに「地獄の沙汰もカネ次第」という言葉が、現代を生きるわれわれに重くのしかかっている気がします。

第5章

臨終の体に起こる病理学的変化の不思議

死亡確認は呼吸機能、循環機能、脳中枢機能の働きで判断

臨終を迎えるとき、人間の体は実際にどのような反応をするのでしょうか。

これまで数千の臨終に立ち会った医師としての立場から、そのときを迎える心身の変化を描いてみたいと思います。

人体の機能は、呼吸機能、循環機能、それに脳中枢機能が次々とその働きを順番に停止します。

(1) 呼吸機能の停止の確認

これは、聴診器、モニターで確認します。

(2) 循環機能の停止の確認

これは、心臓の心拍の消失で確認します。聴診器、モニター、頸動脈、手首の橈《とう》骨動脈の脈拍で確認します。

(3) 脳中枢機能の停止の確認

これらは主として目の瞳孔散大と対光反射の消失で確認します。

通常、瞳孔の大きさは、直径が２・５〜４㎜ですが、臨終になるとこの大きさが５㎜以上に大きく広がってきます。これを散瞳と言っていますが、この状態は死の重要な兆候の一つとされています。

体が健康な状態の人では、瞳孔に光を当てると瞳孔は小さくなります。これを縮瞳と言います。この光に対する瞳孔の反応がなくなること、つまり対光反射の消失は死の重要な兆候です。これは中枢神経が正常に働いているかどうかを見極めるための、重要な診断法でもあります。

瞳孔散大は、7〜8時間経過すると判定不能に

人の死に対する学問としては、その死亡を詳細に確認するために、病理学が臨床医の裁判官の役目をしています。つまり、臨床医が実際に下したその診断が正しかったかどうか、を判定するために病理学は大きな威力を発揮するのです。

もう一つ法医学という学問があり、この学問は、犯罪も含めて人の死の原因を究明するために病理学と同様に大きな力となっています。

法医学によると、瞳孔は死後しばらく散大を続けていますが、死後硬直と眼圧低下が徐々に起こることによって、瞳孔は縮小し始めます。そして、死後7〜8時間経過すると、散大は縮小してしまいそれ以上の時間が経過すると、散大を測定することが不可能となります。

こうした瞳孔の変化からみて、瞳孔による死亡の確認は、死亡が予想された直後から短時間のうちに行なわれないと、瞳孔散大という現象をとらえることができなくなる、とい

うことになります。

病院の場合には、当直医師などが常時待機していますから、患者が亡くなったあと、早い段階で瞳孔散大や対光反射の消失を確認できますが、在宅や施設などで亡くなった場合は、たとえば真夜中に亡くなって、翌日の朝に医師が死亡確認に出かけても、ご遺体からは目の変化は観測できないことになりかねないのです。

したがって、死亡確認には細かな注意をしなければならないのです。

顎と首から始まる死後硬直

死後硬直の特徴的な変化は、臨終の2～3時間で現れ始めます。最初に硬直が現れるのは、下顎や頸部《けいぶ》です。それから体幹、上肢、下肢へと広がっていくのが普通です。これを「下降型硬直」と呼んでいます。

この硬直は4～7時間でほぼ全身に広がり、12時間前後で完全なものとなります。

死後硬直は1～2日続きます。時間にすると30～40時間くらい続くということになります。それ以降は、今度は硬直が解け始めて、筋肉は弛緩していきます。硬直の発現順序にしたがって徐々に弛緩していき、2～7日前後で完全に解けます。

こうした死後硬直の時間的経過を考えますと、死後の処置は顔の形状や首の方向を正すことから始めなければなりません。

たとえば顎《あご》の場合には、硬直が始まる前にきちんと口を閉じて顔の形を整えないと、顔がゆがんだままになってしまうことも少なくないからです。

医師や看護師は、こうした死後硬直の時間的な変化を熟知していて、死後の処置にあたっているものなのです。

いつの時代も変わらぬ、あの世までひきずる男と女の恋

医学部の後半の学年になると、法医学の実習があります。東京の場合には監察医務院に出かけて、監察医の医師の指導のもとに死亡事故のあった現場に出かけていきます。

専門用語になりますが、その現場のことを「ゲンジョウ」と呼んでいます。

私が指導を受けたのは、目黒区にあるマンションの一室でした。「ゲンジョウ」に到着するまでの間に、監察医から事故死が発生した経緯をひと通り説明されます。説明が終わ

ると、われわれの先輩医師にあたる彼から、

「こういう現場はなかなか大変でね。特に男女のトラブルがある場合には、残された者の事情聴取が大変なんだよ。まぁ、これも勉強のうちだ。しっかりとわれわれの問診を聞いておいてほしい」

と言われました。

マンションの中では20代の男性が横たわり、すでに息絶えていました。検死の結果、アルコール中毒による多臓器不全のようでした。

ひと通り遺体の検案が済むと、次は別室で40代と思われる女性の問診が始まりました。女性は、同居した経緯から普段の生活、それに性生活に至るまで克明に事情を聴かれました。その男性の死因が事故によるものか、病死によるものかを確認するためでした。

私は、とてもその光景を直視することができず、憔悴《しょうすい》しきってうなだれている女性の横顔を少し離れたところから眺めていましたが、医師の詰問に声も出ないという状態を見て、どういう関係か知らないけれど、男女の恋は天国に行っても、この世の裁きはつらいものになるのだ、ということをつくづく思い知らされました。特に道ならぬ恋をしている男女は、こうした事件に巻き込まれることのないように注意をしたいものです。

男性の遺体はすでに死後硬直が始まっていましたが、その後、車に乗せられて監察医務院に運ばれ、そこで行政解剖を受けることになりました。その解剖の場面にも、実習生の私は立ち合うことになりましたが、あの若い男が最後はこんな姿になってしまうのかと思うと、ただただ驚くばかりでした。

そして、解剖の医師から

「ゲンジョウはどうだったの？」

と聞かれても、すぐには言葉が出ませんでした。

今でも忘れられない思い出のひとつです。

角膜の混濁と、体温の低下

さて、死後硬直が始まると、目の角膜《かくまく》の混濁《こんだく》も起こってきます。次第に混濁が発展し、ついには瞳孔がまったく見えなくなるほど混濁してしまいます。こうなると、瞳孔散大の様子はまったく確認できなくなってしまいます。

心停止が起こると、血流が阻害され脳の視床下部《ししょうかぶ》にある体温調節中枢の細胞も、瞬く間に死滅することになります。そうなると、37度前後の体温は維持できなくなり、体温は一気に低下し始めます。

最初に遺体の冷却を感じられるのは、顔と手と足です。この顔や手足の冷却は死後1～2時間で始まり、4～5時間で全身に広がります。そして体温の低下は外気の温度と同じくらいになるまで続きます。

今まで介護していた人が、遺体の額や頬などに手を当てると、その冷たさに唖然とするくらいです。想像以上に体温が下がったという感触を受けることが少なくありません。

以上が時間的経緯とともに死者の体に起こる大きな変化です。患者さんが亡くなられた場合には、看護師たちはそのご遺体の一番美しい顔の表情を冷却しきる前に、死後の処置を施してご遺族に引き渡すように注意をするものです。

死斑の現れ方

心停止が起こると、血管の中の血流が止まってしまうために、皮膚に紫を中心とした紫赤色や暗紫赤色の着色が見られるようになります。これを死斑《しはん》と言います。

もう少し詳しく説明しますと、血流が止まると重力により血液が体の下のほうに向かって移動します。その遺体の下部の皮膚に集まった血液の成分の色で紫がかった斑状に着色することになります。

この死斑は死亡確認がされたあと、数十分経たないうちに現れ始めますが、一番顕著になるのは死後2〜3時間です。死斑が出現しやすい部位は、死体の置かれた位置によって変わってきます。仰向けに寝ている場合は、体の背面に、うつぶせの場合は顔から身幹《しんかん》までの前面に現れることになります。

法医学では、この死斑が現れるまでの時間と、現れている場所などから死亡時刻の推定が行なわれています。

さらに死斑は、死亡原因によっても色や強弱が大きく異なります。

たとえば、心臓病や脳出血などの場合には、死斑は強く濃い色で現れることが多くなります。また、窒息死した場合にも死斑は強く現われます。

逆に死斑があまり強く現れないのは、外傷やその他の原因で血管が傷害された場合、さらに内臓の病気では肝疾患、腎臓病、また敗血症の場合などです。

これらの変化の原因は、今挙げたような病気によって血管を流れる血流が微妙に変化するからです。

また、死斑の色は紫がかった色だけではなくて、その死亡原因によってさまざまな色彩を呈することがあります。

代表的なのは一酸化炭素中毒による死亡の場合です。この場合は、血液中のヘモグロビンと一酸化炭素が結合して、全身が酸欠状態に陥る結果、死斑は鮮やかな赤色になります。

また死斑が緑色になる場合があります。硫化水素を発生するごみ処理場、下水処理場、火山ガスの発生による中毒の場合に見られます。

この死斑のその後の経過ですが、死後12～15時間を経過した段階でもっとも強くなり、それ以降はこの色は変化することはありません。ご遺体が火葬されるまでこの色はそのまま体に残っています。

田舎でも司法解剖が増えている

高齢化社会が進み、それに加えて少子化と核家族化が進んでいるという影響もあって、高齢者が親族に看取られることもなく、一人で天国へ旅立つ例が多くなっているようです。

入浴中に意識を失い、そのまま帰らぬ人となる、あるいは睡眠中に心臓発作や脳卒中を発症し、そのまま死を迎えるということが、都会でも田舎でも多くなっているようです。

私の郷里は北海道の知床半島の漁村ですが、知人の話では最近は、こんな田舎でも亡くなった人が司法解剖を受けるために大きな町の警察まで運ばれることが多くなっている、と電話の向こうで嘆いています。

「俺たちの子どものころは、大人数の家族だったから、みんなで亡くなった人を手厚く葬ったものだが、今は寂しい時代になったよ。普段よく顔を見せているおじいさんやおばあさんが、突然町から姿を消してしまうんだからね。曲がった背中に「もっこ」(縄や蔓を編んで作った運搬道具)を担いでよく魚を運んでいたおばあちゃんがいたんだけど、そのおばあちゃんも一人暮らしで、いつの間にか消えてしまったよ。あとでわかったんだけど、もっこを担いだまま玄関の入り口で倒れていたそうだよ。心臓が悪かったと聞いてるから、たぶんその発作で死んだのだろうね」

そう言った友人の声を聞いていると、人口3000人にも満たない寒村で育ったころの生活が懐かしく思い出されてきます。

確かにその当時は、友人が話しているように老人の孤独死などということは、まず耳にしたことがありません。それは近所付き合いが今とは比較にならないほど濃密で、世話を焼かれることが煩わしいかもしれませんが、その一方で干渉される分だけ命が保証された時代であった気がします。

今はとにかく一人暮らしの人が年齢を問わず多くなってきていますから、自分の命を守るためには対人関係を豊かにするように心がけ、自己防衛をしなければいけない時代に入っていると思われます。

病院に入院して亡くなった場合、あるいは自宅で療養していて24時間以内に医師の診断を受けている場合には、医師の死亡診断書が発行され、「墓地、埋葬等に関する法律」にしたがって火葬されることになります。

しかし普段まったく医師の診断や治療を受けずに亡くなった場合には、警察による死体検案が行なわれ、死亡原因を特定するため解剖されることが多くなります。

欧米の国では、国民が亡くなった場合には病死、外傷、その他の原因を問わず、すべて司法解剖を受ける義務があると決められている国もあるようです。

医学の発展のために死因を確かめるという学問的見地から病理解剖が行なわれることはありますが、遺族にとっては親族が解剖されることは、決して気持ちのよいことではありません。長い間病気との闘いに明け暮れた体に、さらにメスを入れることは忍び難いと思う遺族も少なくありません。できれば体にメスを入れずに、安らかに天国へ送ってあげたいと思うのは、親族としての人情かもしれません。

こうして遺された遺族のことを思うと、ともかく独居生活の中で思わぬ事故に遭わないように、細心の注意をして暮らしていく時代になったと言えるでしょう。

人間関係を大事にしておくことこそ、現代における三途の川の渡り方の作法といえましょう。

やがて死後10年に子どもが生まれる時代が来るだろうか

これは人体の驚異的な生命力のひとつと言えるかもしれませんが、人体の中の精子と卵子は、死後相当の期間生命を維持していることがわかっています。

精子の場合には、死後約72時間、卵子の場合にも12時間生存すると言われています。この驚異的な生命力を持っている精子と卵子は、冷凍保存でもその生命を維持することができます。両方とも今の冷凍保存の技術では、10年くらい保存することが可能だと言われています。

そうなると、死後5年10年経ったころに、子孫が生まれるということも将来可能になるかもしれません。自分の命が絶えたあとに自分の血を分けた子孫がこの世に誕生するなんて夢のような話ではありませんか。医学は今やここまで進歩しています。

これからはこうした人体にまつわる夢のような話が続々と登場するかもしれません。それを見届けるためにも長生きをしましょう。そしてこの目でその発展を確かめようではありませんか。


一方で最近では、介護に関するさまざまな言葉が使われるようになってきました。テレビやラジオ、それに書籍などでも、介護を巡る言葉を見聞きするようになっていることは、みなさんがよくご存じのとおりです。

それらの言葉はもちろん造語や語呂《ごろ》合わせなのですが、その言葉の響きには現代の世相を反映しているようで、思わず眉をひそめたくなるものも少なくありません。

▼老老介護：老人が老人を介護すること。

▼**老若介護**：親が子どもの介護をする逆転現象。
▼**介護離職**：介護のために勤め先を辞めて離職すること。
▼**死後離婚**：連れ合いが亡くなったあと、連れ合いの親族と縁を切るために籍を抜くこと。

さらに、近ごろでは「認認介護」という言葉もささやかれるようになってきました。これは認知症の夫を認知症の妻などが介護することで、これらの造語のどれを取ってみても実際その立場に該当する人にとっては、大変な苦労をさせられるということは、想像に難くありません。

企業戦士は、介護で戦死をする危険に晒されている

Bさんは日々の会社勤めが忙しく、親の介護は二の次になっていました。生活にゆとりのある人は、両親のいずれかが病で倒れたときに仕事を捨てて介護にあたるという選択も可能ですが、多くの人たちは、自らの生活をしっかりと安定させなければなりませんから、離職すると大変なことになります。また自分の一生を考えてみても、先行きには何の希望

もなくなってしまいます。

Bさんの母親は、アルツハイマー型の認知症を患い、しばらくは同居しているBさんが会社に働きに行っている間は自宅で留守番をしていました。

一番気がかりなのは、Bさんの留守中の母親の徘徊《はいかい》でしたが、幸いなことに母親は部屋に閉じこもっているだけで、外出はしませんでした。

ところがある日のこと、警察から電話がかかってきてわかったのですが、自宅から10キロほど離れたスーパーでお金を持たずに買い物している母親が保護されました。そのことがあってから、母親の認知症は急激に進行し、とても自宅に一人で置くことはできなくなりました。

やむを得ず行政と相談し、ようやく老人保健施設（老健）の空きを見つけて、認知病棟に入所させてもらえましたが、入所後、嚥下障害を発症し誤嚥性の肺炎を繰り返すようになりました。

こうなると介護施設では面倒を見ることが不可能になってきますから、医療機関に入院することになります。

こうしてBさんのお母さんは私の診療所に入院してきました。

しかし老健からの情報提供書以上に母親の病状は悪化していて、特に院内を徘徊することには手を焼きました。

やむを得ず急遽個室のカギを取り替えて、ナースステーションでそのカギを管理し、徘徊を防いだまではよかったのですが、病室から聞こえてくる母親の大声は、病棟全体に聞こえるほど激しく、またドアを叩いて喚き散らすので手に負えなくなりました。

「この先は精神病院に収容するしか治療の方法がないかもしれない」と師長をはじめとして病棟スタッフも頭を痛めていました。

一方、Bさんは47歳の働き盛りです。今までの母親との同居暮らしが影響しているのでしょうか、その歳になってもまだ奥さんはいませんでした。おそらく企業戦士として、今でも会社のために大きな戦力となっているのでしょう。ときどき見舞いに来る彼の顔には、疲労困憊《こんぱい》しているという苦しみが滲《にじ》みでていました。

それからひと月後、Bさんの母親は再び誤嚥性の肺炎を起こしました。しかしその肺炎の治療には、大きな困難が待ち構えていました。息子さんの了解を得たうえで、点滴や酸素吸入をする間は、両手の抑制をすることにしました。ところが点滴が終わるまでの間、母親は我慢ができず点滴の針や酸素マスクを取り外そうとして、手足をばたつかせ、処置のしようがなくなることも、しばしば起きるようになりました。

肺炎は悪化の一途をたどり、レントゲンで両側の肺に大きな影が見られるようになってきました。

息子さんはその知らせを受けて、毎日午後の7時ごろになると疲れきった顔で見舞いに来ていました。

病棟師長がその様子を見かねて、母親の介護と治療は診療所が責任を持って行なうので、少し休養を取ったほうがいいと勧めましたが、とても母親思いの息子さんで、小さくうなずきながら母親の様子を見に来ることを休もうとはしませんでした。

そして、それから半月ほど経ったころでしょうか。急に息子さんの姿を見かけなくなりました。携帯やご自宅の電話に病棟から何度も連絡を取りましたが、まったく応答がありません。やむを得ず勤め先に電話しますと、悲しい知らせが飛び込んできました。

息子さんは一週間前に出張先で倒れ、現在意識不明の状態で入院しているということでした。病名ははっきり知らされませんでしたが、電話に出た上司がうろたえて答えている言葉の端々から、心臓疾患の発作ではないかと思われました。

その後、ふた月ほどしてBさんの母親は息子に会うこともなく、息を引き取りました。

一方、Bさんのほうは母親が亡くなったこともわからずに、現在も意識障害が残ったままベッドに臥《ふ》しているということでした。

これからは、企業戦士はこうした年老いた両親を抱えて、職場で命がけで働いていかなければならなくなるかもしれません。

今の日本の核家族化や少子化の社会構造に対応するための新しいシステムを構築しない限り、次の世代の人々に大きな負担を強いていくのではないかと思うと心配でなりません。

第６章 激変する三途の川の渡り方

在宅死は予想以上に少なくなった

　超高齢化社会に向かうようになってから、国をあげて、在宅で病人を看病し看取るように、という方針が打ち出され、世間ではマスコミを始めとして書店などをのぞいても、高齢者のもっともふさわしい天国への召され方は在宅だ、という書籍があふれ、在宅死が最高だという風潮が広がっています。

　しかし実際どれぐらいの人が在宅で人生を全うしているか、を調べてみると、予想以上に少ないことに驚かされます。

平成29年6月1日に新聞各社が報じた、厚労省の平成26年度人口動態統計によると、在宅死の割合は12・8%であることがわかりました。この統計から考えると、病院や介護施設などで亡くなる方が約87%、在宅で亡くなる方が約13%となります。

このうち有料老人ホームなどの介護施設で亡くなる方は、約7%ぐらいに過ぎないと考えられていますから、現代では約8割の方が病院か診療所で最期を迎えているということになります。

ところが、今から66年前の1951年の統計を調べてみると、当時の病院や診療所で亡くなる人の割合は、11・6%でした。あとの方々はすべて在宅で亡くなっていたのです。わずか66年の間に、在宅死と病院死が完全に逆転してしまっているということに気がつきます。

なぜこのような現象が起きてしまったのでしょうか?

これにはいろいろな社会的な要因が影響していると思わなければなりませんが、なんと言っても一番の原因は、家族構成にあると思われます。

江戸時代から明治、大正という時代には、日本の社会は大家族中心の家庭構成が田舎といわず都会といわず、中心を占めていたと思われます。どこの家庭でも兄弟が7~8人いるのは珍しいことではなく、子だくさんの時代が続き、家の中には二世代、三世代が同居しているということも当たり前だったのです。

昭和になっても第二次世界大戦が始まる頃までは、同じような状態が続いていたと思われます。そのころは、家の中に病人が発生すると家族総出で介護にあたり、医師や看護師が往診に来る情景はよく見られたものです。

そして病状が悪化して、いよいよ天国へ召されるときが来ると、畳の上に寝ている病人を家族全員で取り囲み、看取ったものでした。したがって、当時の詳しい統計は残っていませんが、おそらく病人の90％以上の人が家の畳の上から天国へ旅立っていったものと思われます。

当時は医療施設も少なかったですから、病院で亡くなる方は、ごく少数ではなかったでしょうか。

ところが、第二次世界大戦が終わって日本の人口が１億以上に膨れ上がり、しかも目覚ましい経済発展のために、若者は家を出て活躍するという時代を迎えてから、核家族化が極端に進んで、昔のように二世代以上が同居するなどということは、すっかり見られなくなってしまいました。

そうした環境になってしまうと、家族が病気で倒れたときには、その介護をする人も他人の手を借りなければできない状態に陥ってしまい、たとえば老夫婦二人で生活しているような場合には、どちらかが倒れると、いわゆる〝老老介護〟にならざるを得ません。

そうなると、介護まではなんとか地域の医療機関の協力を得て行なうとしても、いよいよ病状が悪化して治療が必要になると、救急車で病院や診療所へ運び込まれるということになります。

その結果、在宅で死を迎える方の数が極端に減っているものと思われます。

地域で見られる在宅死の興味深い傾向

在宅で亡くなるのが亡くなった方の約13％という数字には、あまりの少なさに驚かされるわけですが、この数字は地域によってずいぶん大きな格差があります。

では日本全国の在宅死の傾向を調べてみましょう。

在宅死が一番多いのは、伊豆諸島の東京都神津島村で54・8％、二番目は鹿児島県与論町で50％でした。興味深い点は、二つの地域はどちらも離島であるということです。おそらく医療機関が少ない過疎地であることが原因だと思われます。

逆に在宅死がもっとも少ない地域は、佐賀県で約８・２％、福岡県で８・５％、ついで北海道が約８・７％、大分県が約８・８％、長崎県、鹿児島県は約８・９％です。

それでは、大きな都市部の場合を見てみましょう。

神奈川県横須賀市で約22・９％、東京都葛飾区で約21・７％、千葉県市川市で約21・５％、東京都新宿区で約21・４％、大阪府は約14・６％、京都府は約14・１％、奈良県は約16・６％、愛知県は約12％、埼玉県は約11・９％などです。

統計の数字は、いろいろな統計表から抽出したもので、この数値だけからその原因を正確に導き出すことは難しいのですが、在宅で亡くなる方が日本中のごく一部の地域を除いて、昔に比べると激減していることがわかります。

こうした現在の傾向から今後、高齢化社会で生きていくためには、どのような心構えが必要になるか、真剣に考えてみる必要があると思われます。

在宅の看取りの問題点「介護の主役が家族」

老夫婦が、二人で生活している場合を考えてみましょう。一方が病気で倒れたときには、健全な夫か妻が介護にあたることになります。

しかし、たとえば80代の夫婦の一方が病人に、一方が介護人になる姿を想像してみてください。毎日毎日、その生活が続くかどうか甚《はなは》だ疑問です。

家族で在宅介護をする場合には、24時間という一日の時間をどのように家族で配分するか、ということが大問題になりますが、一人の病人を二人で交代で介護することさえ長くは続かないと思われます。どうしても家族ですべて介護しようという場合には、3～4人の親族が交代で看る必要があるのではないでしょうか。

三度三度の食事の世話、排泄の介護、入浴の介助、寝たきりの人の場合には体位変換、リハビリのための散歩、部屋の掃除、洗濯、食料の買い出しなど介護にあたる人の負担は想像以上のものです。とても家族だけでは無理ということになると、地域の公的、または私的な介護支援センターへ助けを求めることになりますが、その場合でも長時間付き添ってくれるわけではありませんから、結局は在宅介護の主役は家族ということになります。

その介護に疲れて、老老介護の悲劇がしばしば新聞やラジオなどで報道されるようになってきました。そうした事件が報じられるたびに、家族だけで介護することがいかに大変なことかが切実に感じ取れます。

古きよき大家族の時代には、家族が助け合って生きていくという大きな利点がありましたが、現在のように小家族の時代になると、家庭内で発生した病気や事故などの介護が、たちまち健常な残された家族に大きな負担になってのしかかってくる、ということになりかねないのです。

次に、在宅介護や看取りの場合の大きな問題とされている点を列挙してみましょう。

その一つは、介護と医療の専門家が身近なところに常時いない、という点です。つまり病院と違って、在宅の患者の様態が変わったときには、専門的な対応ができないということが大きな欠点の一つです。

もし病人が急変した場合には、医師や看護師が駆けつけるまでの間、素人がその対応にあたらなければならないということも起こりえます。

たとえば、喉に痰《たん》が詰まったとか、誤嚥《ごえん》したとか、心臓発作を起こしたとか、そういった急変の状況に対して、ある程度の知識を身につけなければ、いざという場合の対応に四苦八苦することも起こりえます。

もう一つの欠点は、家族に想像以上の介護と看取りのストレスが加わり、家族そのものがそのストレスのために倒れかねないという点です。下手をすると、病人と介護人の両方が治療を受けなければならないような悲劇的な状況に陥る場合もないとは言えないのです。

もちろん在宅には、良い面もたくさんあります。何よりも大きな利点は、常時家族が病人を取り囲み、病気の療養中も看取りが近づいたときも、心を通わせることができる点だと思います。

病院に入院している場合などと違って、病人は心安らかに安心に満ちあふれた環境の中で天国へ召されることができるということも考えられます。

こうした在宅介護の欠点と利点をよく考慮して、実際に病人が家庭に発生したときに、どこまで無理のない在宅介護ができるかということを考えておく必要があると思われます。

ロンググッドバイ

アメリカでは認知症の人を「ロンググッドバイ」（long good bye）と呼ぶことが多いようです。つまり、長い時間をかけて人生との別れが来るという意味だと解釈できます。

従来、日本で使われてきた「ぼけ」「まだらぼけ」、あるいは「認知症」という呼び名に比べると、人を思いやるやさしさがあふれていて好感のもてる呼び方だと思われます。

厚生労働省の２０１２年の統計によると、認知症患者は約４６２万人でした。その中でも、65歳以上では約８～10％、85歳以上では27％に達します。

今後、高齢者の人口増加に伴って、２０２５年には約７００万人に増加すると予測されています。

この病気を理解するために、認知症について少し考えてみましょう。

現在、医学的には認知症は大きく分けて３つのパターンに分類されています。それは、アルツハイマー型認知症、レビー小体型認知症、それに脳血管性認知症の３つです。

それぞれの認知症の占める割合は、厚生労働省の２０１５年の統計によると、アルツハイマー型認知症が約60％、脳血管性認知症が約20％、レビー小体型認知症とその他が合わせて約10％くらいです。

アルツハイマー型認知症は、脳細胞にβ蛋白やタウ蛋白というたんぱく質が蓄積していき、そのために脳細胞が死滅します。

レビー小体型認知症では、レビー小体というたんぱく質が脳細胞に蓄積していき、その結果、脳が萎縮して、認知症とパーキンソン症状が現れます。

もう一つの脳血管性認知症は、脳梗塞や脳出血などの脳血管の病変によって、周りの脳神経細胞がダメージを受けて発病します。

それぞれの認知症には症状に特徴があります。

アルツハイマー型認知症の主症状は、物忘れ、物盗られ妄想、徘徊です。

レビー小体型認知症の主症状は、幻視などの幻覚と、筋肉のこわばりなどのパーキンソン症状を伴います。

脳血管性認知症の主症状は、物忘れ、記憶障害、まだら認知、感情の抑制不良などです。

これらの認知症の場合、患者さんが家族と一緒に同居しているときに、家族をもっとも悩ませるのは徘徊です。徘徊に対しては、家族は24時間監視を怠《おこた》ることはできませんが、わずかな隙《すき》をみて家の外に飛び出してしまい、しばしば警察沙汰になることもあります。

たとえば、警察庁が平成28年に発表したところによると、日本全国で認知症の患者さんで行方不明になった人が、１万２２０８人にのぼったそうです。そのうちの98％の人は親族のもとに身元がわかって保護されましたが、残りの２％の人は行方不明のままだと報告されています。いったい、その方々は家を出たあと、どこを徘徊し、その後どこに住んでいるのでしょうか？

これから高齢者が増えて、認知症の患者も相当数にのぼることが想定されていますから、こうした認知症患者の徘徊に対しても、なんらかの対策が必要になると思われます。

もし、家を出て発見されないままで月日が流れると、たいへん悲しい別れがやって来ることは想像に難くありません。

身元不明のまま病院や診療所に収容される患者さんも増えています。

次に、その一例をご紹介しておきましょう。

徘徊したまま帰れなくなった老女

古飛元子《ふるとびもとこ》（仮名）さんが、福祉事務所の担当に連れられて、入院してきたのは5月の連休が終わって、気温が日増しに初夏を思わせるような暖かさに上昇し始めたころでした。荷物といえばどこかのコンビニで買ったのでしょうか、紙袋の中に下着が入っているだけのものしかありませんでした。

本名も現住所も、もちろん本籍も本人はまったく答えることができません。生年月日ですら覚えていないようでした。一見すると80歳くらいに見えるのですが、しゃきしゃきした身のこなしや歩き方を見ていると、75歳ぐらいかもしれない、という気がしました。

「うちの事務所でお世話するようになってから、8カ月になるのですが、未だに実家がわからないんですよ」

一緒についてきた担当者は、当惑しきった顔で何度も彼女のほうを見ながら首をかしげています。

「それで横浜に来るまでの足取りは、まったく見当もつかないんですか」

と私が聞き返すと、

「新幹線で来たらしいことは想像がつくのですが、横浜で発見されたときには、一銭もお金を持っていませんでしたからね。どうやって新幹線に乗ったかもわからないんです。せめて切符でも持っていれば、出身地に見当がつくのですが、それさえも紛失していますから、お手上げという状態です」

「でも当然その間には、おばあちゃんが住んでいた地元では大騒ぎになっているでしょうから、警察に捜索願が出ていたんでしょうね」

「ところが、その捜索願もはっきりしないのです。家族関係がよくわかりませんから、警察には相談してはいるのですが、お手上げの状態なのです。警察ではもちろん全国に手配していただいて、家出人のリストの中に入れてくれているのですが、本人はまったく記憶がないので、しばらくは先生のところで預かってもらうしかないと思います」

そう言って入院手続きを済ませると、担当者は帰っていきました。

古飛元子という名前は、もちろん本名ではなく、役所のほうで誰かが仮につけた名前です。生活保護の手続きをするために年齢も必要でしたから、推定年齢をつけておくしかありませんが、書面上は「78歳、生年月日不詳、本籍不詳、現住所不詳」となっていました。

どうやら相当進行した認知症を患っているようなので、入院するとすぐ認知症のテストをしてみました。

しかしその結果は惨憺《さんたん》たるもので、25点満点のうち、彼女は5点しかとれませんでした。

「これじゃあ、ほとんど記憶はないと言っていいんでしょうね。困ったわね」

長坂師長は、患者さんを何度も見つめながら大きなため息をもらしています。

「役所の人の説明では、どこかはわからないけど、8カ月以上前に住んでいた家を出て徘徊しているうちに帰れなくなってしまい、行方不明者の仲間入りをしてしまった、ということのようですから、うちでもよほど用心しないと、また徘徊して病棟から脱走しないとも限らないわね。とにかく普段出入りの少ない階段や出口は、しっかりと施錠して再び脱走しないように注意しましょう」

その指示に病棟のスタッフたちは、顔を見合わせながら厄介な患者が入院してきたものだ、という表情で顔を曇らせています。

それからの数カ月、彼女の記憶をなんとか取り戻そうと病棟スタッフは必死に努力を続けました。

ふるさとは伊豆地方だろうか

「院長先生、古飛のおばあちゃん、ひょっとして伊豆地方の人なのかしら」

あるとき、師長が目を輝かせて院長室に入ってきました。

「どうしてわかったの？」

私も、目を輝かせて彼女の顔を見たことは言うまでもありません。

「もし、ふるさとが伊豆とわかればしめたものだよ。重点的にその辺りの役場や警察に協力をあおいで、おばあちゃんの身元を確定することができるかもしれないからね。それで、思い当たることがあるというのは、どういうこと？」

「彼女の口からときどき出てくる言葉なんです」

「言葉？」

「ええ、同じ病室に90歳になる山田さんが入院していますでしょう。彼女とは気が合うらしくて、二人でとりとめのない話をしていることが多いんです。話しかけるのは、もっぱら山田さんのほうなんですけれど、けっこうおしゃべりすることはするんです。その山田さんが、ひょっとしてあのおばあちゃん、伊豆の人かもしれないわよ、って言うんです。ときどき山田さんの話に相槌を打つときに、『そうずら』とか『いいずら』という言葉が入るんですって。『〜ずら』という言葉は伊豆のほうでよく使われる言葉なんですってね、私にはわかりませんけど」

「へぇ、古飛のおばあちゃんの口からそんな方言が飛び出すの」

私は椅子から腰を浮かせて師長の顔を凝視しました。

「間違いない、それはたぶん伊豆半島で育った人だよ。それじゃあ、私も一度方言を使って話してみようかな」

「えぇ、先生、伊豆の方言知ってるんですか？」

「うん、ちょっと縁があってね、任せておきなさい」

そう答える私の脳裏に、三島市で一時期過ごしたときの記憶が蘇ってきました。

その日の午後の回診で、私は古飛のおばあちゃんの腹部の超音波検査をしながら、静岡の方言を使うチャンスをうかがっていました。

入院以来、検査をしても特に大きな病気を抱えているようには見えないのですが、超音波検査をすると腹部にかなり大きな胆石を抱えているのが気になりました。

今はほとんど症状もなく、いわゆるサイレントストーン（沈黙の石）と呼ばれる状態で、発作を起こす気配はまったくありませんでしたが、ひとたび疝痛発作を起こすと、高齢であるだけに手術をすることも相当な負担になりそうなので、できればこのままそうっと石が暴れないように内科的な治療で見守ってあげたいと思っていました。

あとは血圧が少々高いのと、血糖値が正常値をわずかにオーバーしているくらいのもので、いずれもおばあちゃんの年齢を考えると、年齢相応のものではないかとみていました。

エコー検査が終わったあと、私は静かに話しかけてみました。

「おばあちゃん、うなぎ好きなの？」

「え？」

私のうなぎという言葉に、老人は目を丸くして一瞬驚いたようでしたが、すぐに平静を取り戻すと、

「もう何年も口にしたことはないよ」

「でも食べたいんじゃないの。ここに来る前はときどきは口にしていたんでしょう。そうずら？」

「……」

私の静岡弁におばあちゃんはますます目を丸くしたようでした。

「もう隠さなくてもいいずら。本当のことを言っちゃおうよ。三島か沼津の辺りに住んでいたんじゃないの？　そうずら？」

私の、語尾の「～ずら」という言葉が、彼女の脳裏《のうり》をどうやら直撃したらしい。目をぱちぱちとさせて、なぜ私が懐かしいふるさとの言葉で話すのかといぶかっているような様子にも見えました。

しめたと思った私は、たたみかけるように三島の話を続けました。

「実はね、横浜に住む前に、三島の診療所にしばらくいたことがあるんだよ。そのときはうなぎをよく食べたなぁ。どこよりも水がおいしいと言われている土地だからね。うなぎの味は格別だった。会食と言えば必ずうなぎを食べに行ったしね。懐かしいよ。それに三嶋大社に、三島駅のすぐそばにある、有名な楽寿園、あそこも懐かしいなぁ。私の知り合いが楽寿園のすぐそばに住んでいてね。もういい歳になったと思うけど、そこの娘さん、マンドリンを弾くんでね。私も子どものころからマンドリンが得意だったから、合奏したことがあったりしてね。三島は本当に懐かしい町で忘れられないよ」

私の話に、古飛のおばあちゃんはじいっと耳を傾けていましたが、やはり記憶が戻らないのか、三島のことは私の知識にも及ばないようでした。どうやらこの問診は失敗かもしれないと思いましたが、一か八かでもうひとつ話しかけてみました。

「私は行ったことがないんだけど、三島にすごい名所ができたんじゃない？　そうそう、三島スカイウォークって言うんだよね。全長４００ｍ、高さ70ｍ、そこから見る富士山は絶景だと雑誌で読んだことがあるよ。私も一度行ってみたいと思うんだけど、おばあちゃんも歩いてみたいんじゃないの？　そうずら？」

「あぁ、大きな橋のこと？」

「え？　橋のことを思い出した？」

私が思わず身を乗り出して聞き返すと、

「私は行ったことないけどさ、富士山がよく見えるって聞いたことあるよ」

よしこれで決まりだ、と私は膝をパンと打ってベッド際を離れると、自信をもってナースステーションで書類整理をしている師長に、「おばあちゃんのふるさとは三島だ」と強い口調で断言しました。

身元はわかったが幸せな生活は戻らなかった

病院のスタッフはもちろんのこと、福祉事務所の担当者や三島の役所の協力をあおいで、おばあちゃんの身元捜しが連日のように続けられました。

そして、本名と年齢と現住所がわかりました。私も師長も小躍りして喜んだことは、言うまでもありません。

「良かったわぁ、これでおばあちゃん、家に帰れるわね。本当に良かった」

師長はおばあちゃんの体を抱きしめるようにして喜んでいます。

ただ、おばあちゃんは相変わらず無表情でわれわれが何を喜んでいるのかさえ、判断がつかないように怪訝な表情を浮かべています。

「とにかく一刻も早く、家に帰すことだよ。すぐ迎えに来るように手配をしなさい」

私の指示に八海事務長も、明るい表情を浮かべて何度もうなずきながら、すぐおばあちゃんを引き取りに来るように、手続きを始めました。

私は、これでおばあちゃんが三島に帰れば、今度は家族に付き添われて三嶋大社の境内を散歩したり、また池の水がとてもきれいな楽寿園を散歩したり、さらに晴れた日には今や三島の観光の名所として知られるようになった三島スカイウォークを散歩する日が戻って来るものと、ホッと胸をなでおろしていました。

おばあちゃんの顔を見つめていると、すでに他界してしまった多くの知人たちの顔が走馬灯のように目の前に現れては消えていきます。今でも三島の人たちとは交流があります。新茶が採れる時期になると、いつもお茶を送ってくれる人もいますし、みかんを毎年のように送ってくれる人もいます。

みんな歳をとりました。それでも、もし再会できれば何十年という歳月が一瞬にしてタイムスリップして、懐かしい昔の思い出が蘇るに違いないのです。私はたまらなく三島の人たちに会いたくなりました。

しかし、せっかくおばあちゃんの住処がわかったのですが、神さまとは意地悪なものです。悲しい知らせが飛び込んできました。三島の実家でおばあちゃんを気遣い、待ち続けていたご主人は心労のためか、おばあちゃんが行方不明になってから半年後に脳梗塞の発作を起こし他界してしまっていたのです。

昔の住処には、もう誰も住んでいません。

「いったい、おばあちゃんどうしたらいいの。せっかく現住所がわかったのに、これじゃ帰ることができないでしょう」

師長はもう悔しくてたまらない、という顔で目には涙を浮かべています。八海事務長の口からも大きなため息がもれました。

「先生、おばあちゃん、静岡に帰すの無理ですよ。しばらくここに置いてあげましょうよ」

「そうは言ったって、そんなに長くは診療所に入院させておくわけにいかないよ。それにおばあちゃんは生活保護だからね。行政のほうからも必ずどこか他の施設に入れなければならない、という相談があるよ」

「それはわかっていますけど、せっかくここに慣れたんだから、うちのスタッフも入院患者さんも、みんなおばあちゃんには好意的じゃないですか。だからおばあちゃんは、ここにいるのが一番幸せだと思うの。福祉事務所には相談して、しばらくここに置いてあげましょうよ。ねぇ、事務長なんとかなるでしょう?」

「まぁ、そうしてあげたいけど、師長さん、それは難しい相談かもよ」

師長の訴えに事務長の口からは、またひとつため息がもれました。

その後、三島の役所とも相談して、三島に近いところの介護施設に入るということで話がまとまりました。

うちの診療所を出ていく日、みんなに見送られておばあちゃんは、役所の人と一緒に新横浜の新幹線に向かって行きましたが、車に乗るまでの足取りは軽やかで、これから彼女を待ち受けているであろう悲しみなどは、微塵《みじん》も見受けられませんでした。

実家に戻って夫がすでに他界していることを知った彼女は、どう思うのでしょうか。相当大きなショックを受けるのではないか、いや今の様子を見ていると、そんな気配はまったくないのです。

悲しいことですが、彼女は認知症にかかっていて、あの状態ではおそらく夫の遺影を見ても、それが夫だと認識できないかもしれません。むしろ、そのほうが彼女の深い悲しみをいくらかでも軽減してくれそうな気がしました。

「さようなら、元気でね」

みんながそう声をかけると、おばあちゃんはそのときは嬉しそうに、にっこりと笑って手を振っています。

「これからどんな寂しい生活が訪れるのかと思うと、考えただけでもかわいそうだわ」

師長はそうっと目頭に手をやっています。車がクラクションを鳴らして、病院の玄関を離れ始めると、みんなが車に駆け寄って、もう一度おばあちゃんの手を握りしめて励ましています。

「おいしいうなぎを食べるのよ」

スタッフの誰かが、そう声をかけました。

おばあちゃんは何も答えません。師長が車のドアを開けて、

「いつでも戻っておいでね、待ってるからね」

と体を抱きしめ、何度も何度も同じ言葉をかけています。

そのときだけは、師長の思いやりに気づいたのか、おばあちゃんはにっこりと笑いながらうなずいていました。

これからどれほど長いロンググッドバイの生活が彼女を待ち構えているかと思うと、私はたまらなくなり、見送っているスタッフたちの一番後ろから、そっと車に向かって手を振りました。

再び奇跡が起こった

神さまはおばあちゃんを決して見捨てませんでした。

三島に着いたのは、午後の3時ごろでした。同行していた役所の人が、施設に入ってしまえばもう二度と訪ねてくることもなくなるだろうという思いやりで、おばあちゃんが今まで住んでいた住宅を見せることにしました。

部屋の中には、まだ思い出の品物も残っているでしょうし、それになによりも亡くなった夫の遺影《いえい》があります。線香の一つも立てて、しばらく家の中で最後の別れをさせてから、施設に連れていってあげようと思ったのです。

車が家の玄関に着きました。ドアを開けて、おばあちゃんに手を貸しながら玄関に向かうと、おばあちゃんはここはどこだろうという顔で、辺りをきょろきょろ見回しています。やはり家のことさえ覚えていないのだろうか、と役所の担当者は目にそっと指を当てました。

そして玄関のカギを開けているときでした。どこかで猫の声がします。どこの野良猫だろう、と役所の人が声のほうに目をやると、三毛猫が玄関から少し離れた家の壁に体をこすりつけるようにして、こちらを見ています。

猫は恐る恐る玄関のほうに近づいてきて、また鳴き声をあげました。

そのとき、おばあちゃんの口から意外な言葉が飛び出しました。

「朝太郎かい？」

「にゃーん」

「朝太郎？」

「にゃーん」

おばあちゃんは腰を屈めて手を伸ばしました。その手をめがけて猫が飛びついてきました。

「やっぱり朝太郎かい。いやぁ、待ってたのかい」

猫は腕どころか、おばあちゃんの胸の中に飛び込んできました。その様子を見ていた役人は、目を丸くして声も出ませんでした。

――記憶が戻った……？

――まさか。

──いや、猫を抱いている老人の顔は、認知症なんかじゃない。

確かにこのときばかりはおばあちゃんの記憶が戻ったようでした。

おばあちゃんはその猫を抱いたまま家の中に入ると、夫の遺影に向かって線香をあげ、りんを鳴らして、猫と一緒に手を合わせています。役人は施設に連れていくことも忘れて、その光景を見つめて茫然としていました。

その後、老人は施設に引き取られ、猫は新しい飼い主が見つかるまで保健所が預かることになりました。

おばあちゃんの認知症が治らない限り、昔の家で猫と一緒に住むことは難しいかもしれません。それでも、施設に入る前におばあちゃんを愛猫に引き合わせたのは神さまの粋な計らいだったように思えてなりません。

認知症が激増する時代

最近の介護や医療の問題で、施設や病院を悩ませているのは、認知症患者の急増です。

前述のとおり、2025年には認知症の患者数は700万人に達すると推計されているほどです。

終戦直後の１９４７年から数年の間に生まれた、いわゆる団塊の世代が70歳を超えて、後期高齢者の仲間入りをしようとしていますから、今後はますます老人の数が増えて、それに伴って認知症の患者もうなぎ登りに増えることが予想されます。

一方が認知症の場合には、まだ家族の中で手の打ちようがあるかもしれませんが、家庭に残されている夫婦が両方とも認知症に陥った場合には目も当てられません。病気の介護をするどころか、普段の生活もままならない状況に陥ってしまいます。

厚生労働省の平成25年の統計によると、介護認定を受けている要介護者全体で要介護になる原因の1位が脳卒中などの脳血管疾患（21・7％）、2位が認知症（21・4％）、その二つだけで全体の約4割を占めています。

こうした現状から行政やシンクタンクが検討しているように、早急に日本全国で包括ケアシステムを構築しなければならないと思われます。

包括ケアシステムとは、地域にある介護支援施設や病院、往診診療所、さらには支援センターなどが一体となって、地域に住む高齢者を見守っていくという発想です。

相当の資金と人的な支援がなければ、なかなか難しい構想かもしれませんが、一刻も早く手を打たないと、高齢者の疾病や認知症の対策が間に合わないことになってしまいます。なにしろ在宅で亡くなる方が12・８％しかいないのです。いくらマスコミや行政が笛を吹いても住民は踊らず、在宅で死を迎えることを決して望んではいないのです。

やはり病院や介護施設の連携を今以上に密にして、高齢者が安心して人生を全うできるように、対策を練らなければならないときがすでに来ていると思われます。

認知症は自己申告で進行を防ぐ

認知症は重症化してしまうと、本人は自分が認知症であることさえ、まったくわからなくなってしまいます。そうなると、今の医療では頭の働きを元の状態に治すことは、たいへん難しくなります。

破壊された脳細胞を完全修復するまでには、おそらくこの先想像もできないような歳月が必要になるだろうと予想されるのです。

しかし、認知症は早い時期に気づけば、いくらでも打つ手があると考えられています。

したがって、自分自身で今までの脳の働きの状態と少し違うのではないかと疑うような状態のときに、自ら進んで診察やカウンセリングをマメに受けることによって、〝ロンググッドバイ〟の状態から脱することができるであろうと考えられます。

認知症の70％はアルツハイマー型だと考えられていますが、その初期症状は物忘れです。歳を取ると、誰でも多かれ少なかれ、物忘れが発生しますが、それが本人でも明らかに異常だと感じるようになったら、一度専門医の診察を受けることが必要です。

現在では、脳のＣＴやＭＲＩなどによって脳の萎縮《いしゅく》があるかないか、その他、異常所見があるかないかなど、脳の組織の細部にわたるまで見極めることができますから、もしアルツハイマー型のような病気による脳の異常が発生している場合には、早期発見によって進行を止めることも不可能ではない時代になってきています。

認知症は自己申告での早期発見、早期治療が大切です。

おわりに――シニア世代が気にする地獄極楽は心次第

「地獄極楽は心にあり」

　この格言は、人がこの世を地獄と思うか、極楽と思うかは、その人の気の持ちようによって決まる、という意味です。

　確かにこの世を生きていくためには、苦労はつきものです。若い人々は、子どものころから学業という決して楽とは言えないことに直面し、受験をこの世の地獄だと思うときもあるかもしれません。

　ひと通りの学問を身につけ、社会に出ると、今度は現代の管理社会の中で上司と部下の板挟みになり、神経の休まらない生活を強いられることが多いかもしれません。この管理社会もまた生き地獄と言えるかもしれません。

　そして60歳の還暦《かんれき》を迎えるころになると、今度は長い長い老後の生活を生きていかなければならなくなります。とかくこの年代では、生活習慣病などの不調と闘うことが多くなりますし、また経済的問題で悩むことも少なくありませんから、またこれも生き地獄と言えましょう。

つまり人間は、あの世の地獄などよりも、はるかに過酷なこの世の生き地獄の中で、生涯を全うしなければならない運命なのです。

世界保健機関（ＷＨＯ）では、65歳以上の方を高齢者と定義づけています。この年齢層のことをひっくるめてシニア世代と呼んでいます。

わが国ではシニア世代という言葉はもう少し広範囲に使われて、60歳以上の人を指すこともあります。つまり、世界的に見ても、人間は60～65歳で高齢者の仲間入りをし、社会の第一線から身を引いて余生を送る傾向にあるようです。

しかし、60歳で現役を離れ余生を送る人生とは、いかにも寂しい限りです。

平均寿命が、いずれは90歳を超え、１００歳にも達しようかという現代では、60歳で定年というのはあまりにも若すぎると思われます。

世のシニア世代は、定年という言葉を忘れるべきです。60歳という年で線を引かずに、生涯現役を目指して、60歳からは新しい人生という思いで生き方を考えていかなければなりません。

現代社会のように、老人の人口が急増し、高齢者の姿が目立つようになると、どうも年を取った人は、まるで社会の粗大ゴミのように邪魔者扱いされる傾向があるように思われてなりません。

しかし高齢者は、社会の大きな財産なのです。今まで60年、65年と社会に貢献してきた頭脳と肉体は、まだまだ社会に多くの遺産を残す能力に満ちあふれていると考えなければなりません。

スウェーデンの有名な映画監督のイングマール・ベルイマンは、次のような言葉を遺しています。

「老年は山登りに似ている。登れば登るほど息切れするが、視野はますます広くなる」

これはシニア世代の人々の特徴をまことに的確に表現した言葉です。

シニアになると、確かに肉体は衰えるかもしれませんが、視野は到底若者が追いつくことはできないほど広くなってきます。この視野の広さを活用して、60歳からの第二の人生を楽しく明るくはつらつとした気分で、過ごそうではありませんか。

私はシニア世代の多少元気のない方々とお話をするときは、

「もっと声をあげなさい。ペンを握りなさい」

と叱咤激励することにしています。今までの蓄積した知識は声に出して、またペンで紙に書いて、広く社会の人々に伝えるべきなのです。年だからといって遠慮することはありません。

60年という年輪に自信をもって、これからの社会の発展のために、ぜひ活躍してもらいたいものです。


こうして、原稿を書いている間にも、次々と高齢者に関わる医療情報が、テレビや新聞などで報じられています。

その中で特に注目すべきは、高齢者の誤嚥性の肺炎です。今やこの肺炎はがん、心臓病の次に多い、三大死因の病気の一つとなっています。高齢者では脳卒中で亡くなる方よりも多いのです。

年老いて嚥下機能が低下すると、摂取した食物が逆流して気管に入り、そのために発症するのがこの誤嚥性の肺炎です。

中でも、睡眠中などに胃の食物残渣と一緒に胃液などが逆流して気管に入った場合には、その強酸の胃液のために肺に炎症がより広がって危険な状態に陥ります。

これは発見者の名にちなんで、「メンデルソン症候群」と呼ばれています。

老人の肺炎のほぼ100%は、誤嚥性肺炎であると言われるくらい、非常に多い病気ですから、平素からその予防には細心の注意を払う必要があります。

一度、誤嚥性肺炎を起こすと、老人は免疫力が低下していますから、抗生物質などを投与しても、なかなか完治させるのが難しくなります。そして肺炎を繰り返すようになると、心肺機能が弱ってきて、やがて三途の川を渡るのが早くなりかねないのです。

予防に効果的なのは、無口な日常生活を送らないということです。

独居生活に陥ると、一日中人と会話を交わさないことが多くなるものですが、これは嚥下障害の引き金になりかねません。

まず、仲間をつくって笑いが絶えない生活をすることです。そして、もっと声を出すことです。

「笑う門には福来る」という格言があるとおり、声を出して笑うことは誤嚥性肺炎を防ぐために役立ちます。

カラオケも有効です。とにかく平素から喉を鍛えること、それが予防に効果的だと言われています。

とにかく口腔ケアをマメに行ない、喉頭蓋の筋肉が衰えないように注意することです。


次は、アニサキス症です。

アニサキスとは、「回虫目アニサキス科アニサキス属」に属する線虫の総称です。幼虫が寄生している魚介類を生食して、胃に入ることによって発症します。

この寄生虫による激しい胃の痛みや嘔吐は、幼虫そのものの胃粘膜への刺激と、感染のアレルギー反応によると考えられています。

日本人はお刺身やお寿司で生魚を食べる習慣がありますから、アニサキスの存在はまことに厄介です。

私などは、北海道の知床半島で生まれ、オホーツクの美味しい魚を食べて育ちましたから、こうした寄生虫が近ごろ急増しているというニュースを耳にしますと、残念で仕方がありません。

母と一緒に旅館をやっていた父は魚が大好きで、知床でよく採れるソイ、ホッケ、サバ、タラなどをいかにも旨そうに食べていた姿を、今でも忘れることができません。

父は、ときどき胃痙攣《いけいれん》の発作を起こし3〜4日痛い痛いと腹を押さえて苦しみながら、常備薬の正露丸を飲んでいたものです。今考えてみれば、魚の好きだった父は、おそらくときどきこのアニサキスに苦しめられていたのではないかと思われます。

ふるさと自慢になりますが、オホーツクでとれる魚は実に旨いのです。あの魚の味だけは私の舌にしっかりと残っています。

なんと言っても食卓の王者は、「キンキの一夜干し」です。私の子どものころは、メイセンと呼んでいましたが、塩ゆでしてよし、煮つけてよし、一夜干しにしてよし、その油ののった魚の味は天下一品です。

次に忘れることができないのは、カジカの味噌汁です。カジカは、その姿は体の半分が頭ではないかと思われるくらい、かなりグロテスクな姿をしています。

しかし、このカジカを味噌汁にすると、身よりも肝やアラの味が絶品で何杯でもお代わりができるほどの味の良さです。

カジカは別名「鍋こわし」とも呼ばれていて、美味しすぎて鍋の中からなくなるまで、お玉でかきまわして鍋を壊してしまう、ということに由来しているのです。

「キンキの一夜干し」と「カジカの味噌汁」は、東京から遊びに来た友人たちが、旨い旨いを連発して歓声をあげたことを今でも覚えています。

その他、羅臼町の定置網には、ボタンエビ、オヒョウ、カスベ、マガレイ、イシモチガレイ、宗八《そうはち》ガレイ、ブタガレイ、スケソウダラ、養殖ホタテ、ツブ貝、スルメイカ、サンマ、サケ、トキシラズ、カラフトマス、さらに毛ガニ、タラバガニ、ウニ、水だこ、ナマコなど、ともかく枚挙に暇がないほど北の絶品がそろっています。

本書をお読みになって、三途の川の幸せな渡り方がご理解いただけましたら、一度この世の極楽とも言える、私のふるさと羅臼町を訪ね、かつて私が両親と一緒に暮らした、今も建物だけは残る志賀旅館の建つ海岸の辺りをそぞろ歩き、オホーツクの海に横たわる北方領土の国後島を眺めながら、この世の最高の魚料理を味わっていただきたいと思います。

日本の海の魚介類の味の良さに、感嘆の声をあげるに違いないと確信しております。

２０１７年６月　誕生日を迎えて

志賀　貢

本書は二〇一七年八月に三五館より刊行された
『三途の川の七不思議』を修正、改題した改訂版です。

【著者略歴】
志賀　貢（しが・みつぐ）
1935年、北海道生まれ。医学博士。昭和大学医学部大学院博士課程卒。現在も臨床医としての診療の傍ら、著作活動を続け、『医者のないしょ話』シリーズ（角川文庫）をはじめとする著作数は260点に及ぶ。最近では、約50年の臨床医経験に基づく臨終についての著作、『臨終の七不思議』『臨終医のないしょ話』（幻冬舎）、『臨終医だからわかる天国に行く人、地獄に落ちる人』『60歳からの幸せ臨終学』（海竜社）等がある。
また、美空ひばり「美幌峠」「恋港」などの作詞も手掛け、北海道の屈斜路湖畔を望む美幌峠には歌碑が建立されている。

あの世の七不思議

2018年2月20日　第1刷発行

著　者　志賀　貢
発行者　唐津　隆
発行所　株式会社ビジネス社
〒162-0805　東京都新宿区矢来町114番地
神楽坂高橋ビル5F
電話　03-5227-1602　FAX　03-5227-1603
URL　http://www.business-sha.co.jp

〈カバーデザイン〉尾形忍　〈イラスト〉森海里
〈本文組版〉茂呂田剛（エムアンドケイ）
〈印刷・製本〉株式会社 光陽メディア
〈編集担当〉本田朋子　〈営業担当〉山口健志

ISBN978-4-8284-2007-3